ERNÄHRUNGSGRUNDLAGEN

für den leidenschaftlichen

TRINKER

SANDY FAWKES

ERNÄHRUNGSGRUNDLAGEN
für den leidenschaftlichen
TRINKER

———

Aus dem Englischen von
Ingo Herzke

Herausgegeben von
Klaus Zwangsleitner

Mit einem Essay von Philip Mann

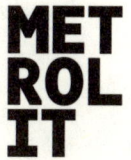

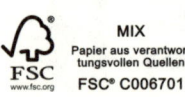

Der Text von Sandy Fawkes erschien im Jahr 1982 unter dem Titel »Health for Hooligans« bei John Pascoe Limited, London.

© Berlin Press Verlagsgmbh & CoKg, Berlin.

Herausgegeben von Klaus Zwangsleitner
Ernährungswissenschaftliche Beratung: Mag. Nicole Studeny

1. Auflage 2013

© für die deutschsprachige Ausgabe
Metrolit Verlag GmbH & Co. KG, April 2013
Umschlaggestaltung, Ausstattung, Typografie, Satz, Illustrationen: studio grau, Berlin
Druck und Bindung: CPI — Ebner & Spiegel, Ulm
Printed in Germany
ISBN 978-3-8493-0060-9

WWW.METROLIT.DE

INHALT

FREUNDLICHE GEISTER

Ich möchte das Glas erheben auf all meine Freunde, die mir im Lauf der Jahre Hilfe und Beistand geleistet haben. Aus den Stunden, die ich mit ihnen verbrachte, erwuchs das Bedürfnis nach diesem Buch! Außerdem möchte ich Helen Hodge von »HEALTHY LIVING«, Bernard Linker von »DIETARY SPECIALISTS LTD« und Dr. Len Mervyn von »BOOKER HEALTH FOODS LTD« danken, weil sie das Projekt mit so viel Begeisterung unterstützt, mich großzügig beraten und mir die Augen darüber geöffnet haben, dass auch Gesundheitsexperten gern ein Glas trinken. Dank ebenso an Charles Vetter, den Vorsitzenden der Alkoholiker-Hilfsorganisation ACCEPT, der sich Zeit nahm, mit mir vernünftig und humorvoll über die Gefahren ungesunden Trinkens zu reden. Und eine Lokalrunde Dank an alle Gesundheitsfanatiker und Ladenbetreiber, die so eifrig dafür sorgen, dass unsere lebensrettenden Zutaten immer verfügbar sind. Der wichtigste und lauteste Toast gilt jedoch meinen leidenschaftlichen Trinkerfreunden, die trotz ihres geschäftigen Lebens Zeit gefunden haben, ihre erheiternden Erfahrungen mit den freundlichen Geistern des Alkohols beizutragen.

SANDY FAWKES
London, Oktober 1982

LIEBE GEMEINDE ...

Mein Wörterbuch definiert den Trinker als »alkoholabhängigen oder gewohnheitsmäßigen Alkoholkonsumenten«, was in meinen Ohren allzu unfreundlich klingt. Für mich ist der Trinker ein Mensch, bei dessen Eintreten die Mienen anderer Menschen sich in froher Erwartung aufhellen, denn nun besteht Aussicht auf Allotria. Andererseits gibt es Menschen, die nur einmal hinschauen, ihren Drink rasch herunterstürzen, sich entschuldigen und gehen. Sie wollen nicht ins Blickfeld geraten, wenn der Trinker auszuteilen anfängt. Einem gesunden Trinker zu begegnen ist eine Freude – er oder sie ist umgänglich, großzügig und witzig. Ein ungesunder Trinker hingegen ist die Pest – streitsüchtig, mürrisch, sich selbst und anderen peinlich.

Dieses Buch ist für jene unter uns, denen der Weg *aus der* Hölle mit guten Vorsätzen gepflastert ist; für die jeder Samstag oder Montagmorgen entweder Aschermittwoch oder Neujahr ist, ein »Ich muss endlich aufhören« oder »Ich muss neu anfangen«. Dies ist kein Buch für ernsthafte Gesundheitsapostel oder überhaupt für ernsthafte Menschen. Es ist ein Handbuch für das leichtfertige Leben.

Trinker trinken üblicherweise; das lässt sich nicht leugnen. Und ein Leben mit Alkohol – das wissen wir alle, die wir violette Adern und blutunterlaufene Augen im morgendlichen Spiegel betrachtet haben – beansprucht den Körper und seine Funktionen mehr als das geregelte Leben von der Bausparkasse bis zur Bahre.

Doch zaudert an dieser Stelle nicht, Brüder und Schwestern: dieses Buch sagt eher *»Ihr sollt«* als *»Ihr sollt nicht«*. Nicht im Traum würde ich anregen, dass wir dem Schatzkanzler seine Steuermillionen vorenthalten oder das Heer der Arbeitslosen um bankrotte Gastwirte vergrößern sollten; das wäre schockierend verantwortungslos. Ich meine vielmehr, wir Trinker spielen in der Welt eine so wichtige Rolle, dass wir auf uns selbst Acht geben sollten. Wir müssen fit bleiben, damit wir auch morgen noch fröhlich Unfug anrichten können.

Darum habe ich bei Experten Rat und Rezepte für jene Tage der reumütigen Vorsätze gesucht, die mit klirrenden Ambossen und schwirrenden Dämonen anfangen – bei Ärzten, weil jeder weiß, dass sie in der Trinkerliga Spitzenplätze belegen, von Ernährungsforschern, weil sie das Leben aus unkonventionellem Blickwinkel betrachten, und bei leidenschaftlichen Trinkern, weil sie einen Lebensstil aushalten, bei dem ebenso hart gearbeitet wie gefeiert wird. Und das ist an sich schon keine geringe Leistung.

Auf dem Weg habe ich eine Fülle lebenswichtiger Informationen gesammelt, und wenn ich mich irgendwann von hypochondrischen Anfällen bedroht sah, habe ich zu einem anständigen Scotch gegriffen, um die Theorien im Zaum zu halten. Dennoch muss ich zugeben, dass ich mich an die hier dargebotenen Ratschläge gehalten habe, und am Ende meiner Recherche bin ich eine fittere, klügere und fröhlichere Sandy Fawkes. Ich hoffe, auch euch möge es nützen.

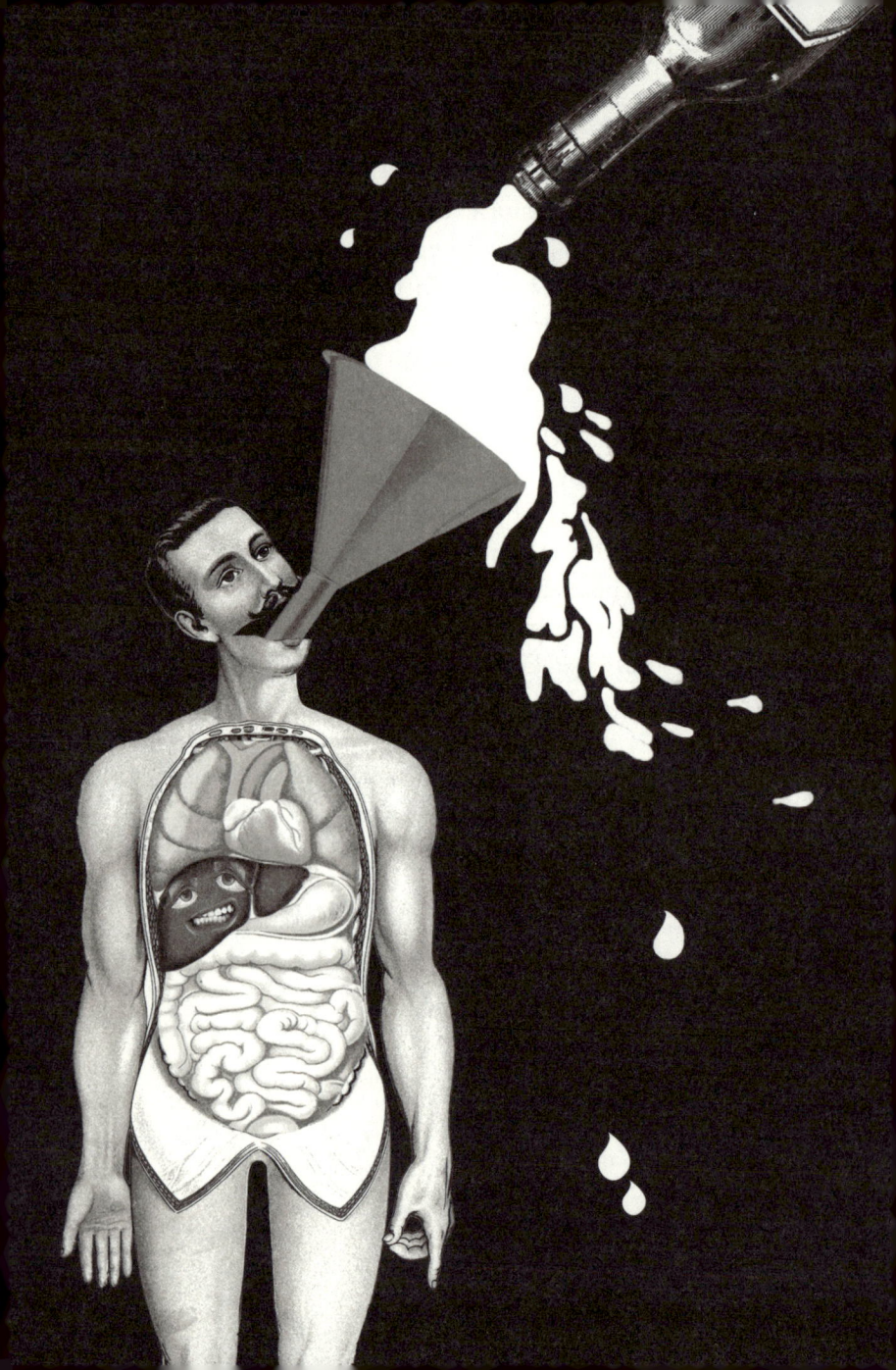

SCHUTZENGEL

Wir kennen alle die Wirkung des Alkohols. Zuerst entspannt er einen, macht einen fröhlich, optimistisch gar, und diesen Zustand möchte man gern erhalten und, noch wichtiger, mit ein paar Freunden teilen. Auch sie sind plötzlich erfüllt von der Schönheit des Lebens. Es wäre doch äußerst unhöflich, wollte man ihnen diese Wärme vorenthalten – also trinkt man noch einen oder sieben. Und dann ist man völlig überraschend besoffen.

Könnte Ihre Leber sich nur halb so eloquent ausdrücken, wie Sie es die ganze Nacht zu tun geglaubt haben, würde sie Ihnen unverblümt mitteilen, dass sie zwar laufen kann wie ein Rennmotor, dafür aber etwas Entscheidendes braucht: Pasta, Pizza, Pommes, irgendwas. Futter, in anderen Worten. Die Leber ist auf eine Vielzahl unterschiedlicher Aufgaben eingerichtet, darunter auch die Weiterverarbeitung von Lebensmitteln zum Wohle ihres Besitzers; muss sie sich ausschließlich mit Alkohol beschäftigen, entwickelt sie das bekannte Fließband-Syndrom – und fängt an, sich wie ein Zombie zu benehmen. Eine gelangweilte Leber schmollt.

So, wie Sie womöglich nach Hause gehen und Streit mit Ihrer Frau, Ihrem Geliebten, Ihrem Taxifahrer vom Zaun brechen, so wird Ihre Leber sich aufs Übelste mit ihren Nächsten überwerfen – mit Ihrem Magen, Ihrem Herzen, Ihrem Kopf und allen anderen Körperteilen, die in Knurrweite liegen.

Und wenn Sie am nächsten Morgen versuchen, sich bei ihr zu entschuldigen, wird sie das nicht witzig finden. Und sie wird Ihnen auch gar nicht zuhören, weil sie schlicht zu beschäftigt ist mit dem Sprit des letzten Abends.

Doch wenn Sie wirklich zerknirscht sind, werden Sie wahrscheinlich bei Ihrer Leber für gute Stimmung sorgen wollen, indem Sie sich ein ordentliches Pfannenfrühstück genehmigen. Je nachdem, ob Ihr Körper in freundlicher oder garstiger Stimmung ist, bringt Sie das entweder auf die Beine oder mit dem Kopf über die Kloschüssel. Auf keinen Fall macht es Sie stark wie Tarzan!

Eigentlich seltsam, wenn man drüber nachdenkt: Niemand käme auf den Gedanken, dass ein Auto allein mit Benzin läuft – Tanken ist nur ein kleiner Teil der nötigen Wartung. Jeder Mensch weiß, dass ein Kraftfahrzeug auch Öl und Schmierfett braucht, dass die Batterie gelegentlich aufgeladen werden muss, dass es noch andere vorherseh-bare Vorkehrungen gibt. Vielleicht behandeln Autobesitzer ihre Wagen so pfleglich, weil sie teuer sind. Unsere Körper hingegen sind umsonst. Unglücklicherweise können wir sie nicht gegen ein neues Modell eintauschen. Ehefrauen, Geliebte, Chefs kann man wechseln, doch der ganz eigene Mechanismus ist unersetzlich.

Um also das Leben in dieser einzigartigen Maschine weiterhin genießen zu können, muss man ein wenig über ihre Wartung und Instandhaltung lernen. Nicht viel, gerade genug, um Leib und Seele beisammenzuhalten. Meine Re-cherchen haben keinen Weg aufgetan, sich einen garantier-ten Platz an der großen Theke im Himmel zu sichern, also sollte man eher dafür sorgen, dass man sich der Bars hier auf Erden erfreuen kann. Wir wissen alle, dass wir zum Le-ben essen müssen; wir merken ebenfalls alle, dass Alkohol ab einem bestimmten Punkt den Appetit zügelt. Ich weiß nicht, ob es bei Ihnen so schlimm ist wie bei mir, aber wenn ich bloß noch ein paar Pfund in der Tasche habe, dann dürf-ten die eher über die Theke meines Stammlokals wandern als in die Kasse des Lebensmittelladens. Schockierend, aber wahr. *Meine* Ausrede ist, dass man mit einer Dose Bohnen nur wenig Spaß haben kann, was ist Ihre? Ja, ich weiß. Einen großen, bitte.

Aber mal ernsthaft, wie man so gern sagt, es lässt sich nicht leugnen, es gibt Tage des absoluten Grauens, da Reue und Buße Ihre einzigen Gefährten sind und Sie der Wahrheit ins Auge sehen müssen, dass etwas geschehen muss.

Doch »*Was?*«, klingt der jammervolle Ruf.

Ich persönlich verstecke mich, und in einer solchen Winterschlafphase kam mir die Eingebung zu diesem Buch. Mein Körper verfluchte mich wie ein Fischweib, mit den gleichen Ausdrücken; rasch wurde klar, die Hirnzellen, die ich vernichtet hatte, waren nicht diejenigen, die ich ausgewählt hätte: ich erinnerte mich allzu gut an mein nicht ganz tadelloses Benehmen. Bei mir kam der Hochmut nach dem Fall. Mir fiel ein, dass ich seit Tagen nicht mehr als ein paar Sandwiches gegessen hatte und furchtbar aussah. Ich wusste, dieses Mal würde mir kein medizinischer Morgendrink weiterhelfen. Es war Zeit für Ruhe und Erholung.
Ich schleppte mich zum nächsten Reformhaus, in der frommen Hoffnung, irgendetwas anerkannt Gesundes würde mich wieder auf die Beine bringen. Dort fand ich eine verwirrende Vielfalt von Tabletten und Päckchen, erinnerte mich, mal gehört zu haben, Vitamin B$_{12}$ sei gut für den Körper, kaufte die preiswerteste Packungsgröße [und behielt listig genug Geld in der Tasche, mir später einen Drink gönnen zu können, sollte es mir besser gehen] und nahm sicherheitshalber noch eine Gesundheitszeitschrift dazu – der Annahme folgend, dass Lesen die Einsamkeit vertreibt und man

weniger geneigt ist, Gesellschaft zu suchen. Ich überblätterte zügig einen Artikel mit dem Titel »Hilfe für Sprachlose« [gehört leider nicht zu meinen Schwächen] und blieb an einem Bild hängen, das unter der Überschrift »Mit Vitamin C nachschenken« eine Reihe verschiedener Gläser zeigte, die offensichtlich nicht mit Orangensaft gefüllt waren, sondern mit Wein, Bier und Schnäpsen. Konnte das womöglich bedeuten, dass die Experten für gesunde Ernährung den schwachen und verkommenen Trinker nicht nur *nicht* verachteten, sondern ihm sogar helfen konnten? Die Antwort lautete *ja, ja* und nochmals *ja.*

—— FROHE KUNDE ——

Von Trinkerimpotenz bis Trinkermelancholie kann alles mit Vitaminen bekämpft werden, wie auch prämenstruelle Verspannungen [die Frauen oft dazu bringen, sich sinnlos und heftig zu betrinken], alkoholbedingte Schlaflosigkeit, Prellungen, blutunterlaufene Augen, Mundgeruch, Jetlag und die allgegenwärtige Bestie, der Kater.

Selbstverständlich wandte ich mich zunächst dem Kater zu und fand im Lauf meiner Nachforschungen einiges über die verschiedenen Vitamine heraus, mit denen sich zahlreiche Unannehmlichkeiten am Morgen danach vermeiden lassen.

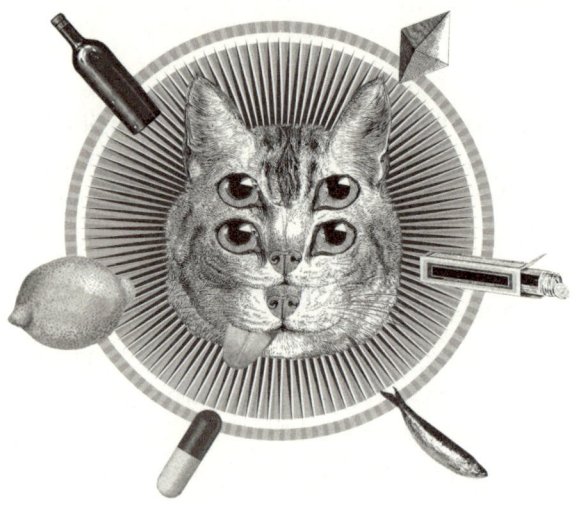

Die auf gesunde Ernährung spezialisierten Autoren, Produzenten und Händler waren äußerst hilfreich; und ehe die Zyniker jetzt einwerfen: »Das ist ja wohl auch zu erwarten, oder? Sie wollen ja was verkaufen«, sollten wir uns alle still fragen, ob wir schon jemals ähnlichen moralischen Protest gegen die Werbung der Brenner und Brauer erhoben haben. Und dann wollen wir auch gleich einen weiteren häufig geäußerten Einwand entkräften – dass nämlich ein großer Teil der ergänzend eingenommenen Vitamine vom Körper wieder ausgeschieden wird, was auf reine Geldverschwendung hinausläuft.

Und was glaubt ihr, was der schäumende Morgenurin so enthält? Alkohol, meine Lieben, und der war noch viel teurer in den Körper zu bekommen.

Es folgt also ein knapper und fröhlicher Einführungskurs zu Vitaminen in der Reihenfolge ihrer Bedeutung für den leidenschaftlichen Trinker, so, wie ich sie einschätze. Auf die Mineralstoffe gehe ich nicht im Einzelnen ein, weil sich die Experten über ihre Wirkung nicht einig genug scheinen und weil ihre Komplexitäten die Leser ermüden würden; doch ich werde sie immer dann erwähnen, wenn sie zur Behebung eines spezifischen Problems hilfreich sind. Sollten Sie nach der Lektüre dieses Buches zum Gesundheitstrinker werden, können Ihnen zahlreiche Publikationen weitere Aufklärung verschaffen.

—— VITAMIN C ——

Das Erste, was man über Vitamin C wissen muss: Der Körper braucht es jeden Tag. Enthalten ist es vor allem in Orangen, Zitronen und Grapefruit, außerdem in Tomaten, Kohl, grünen Paprika und Kartoffeln. Die meisten Ärzte behaupten, eine Apfelsine pro Tag würde den Bedarf eines durchschnittlichen Erwachsenen decken. Doch der leidenschaftliche Trinker ist *kein* Durchschnittsmensch; er neigt in jeder Hinsicht zum Exzess. Ich bin der festen Überzeugung, dass er Vitaminen gegenüber die gleiche Haltung einnehmen sollte.

Helen Hodge, Chefredakteurin von »HEALTHY LIVING«, stellt kategorisch fest, ein ernsthafter Trinker könnte in

Orangensaft ersaufen, ehe der notwendige Vitamin-C-Spiegel erreicht sei, um einen ausschweifenden Abend wirksam zu bekämpfen. Ihr Rat ist, vor, während und nach dem Trinken große Mengen von dem Zeug zu sich zu nehmen.

Das ist nicht halb so schwierig, wie es zunächst klingt, denn Vitamin C ist als Brausetablette erhältlich, ein Gramm pro Einheit, oder als konventionelle Tablette in geringerer Dosierung, und in jeder Drogerie zu bekommen. Und ein Gramm ist eine Riesenmenge, wenn man bedenkt, dass die gesundheitlich empfohlene Tagesdosis 30 Milligramm beträgt.

Es ist ein logischer Ratschlag, beim Trinken Vitamin C einzunehmen, denn Alkohol baut den Vorrat des Vitamins im Körper ab, und es wird außerdem innerhalb von drei oder vier Stunden verarbeitet. Doch ich muss zugeben, bei einem Zug durch die Bars der Stadt ist er nicht sonderlich praktikabel. Die Bitte um ein schlichtes Glas Wasser mitten im schönsten Gelage könnte den Trinkgenossen einen Kulturschock versetzen; und vor ihren Augen mit ernster Miene eine große weiße Brausetablette aufzulösen dürfte die Atmosphäre merklich abkühlen, denn unausgesprochen wird damit die Wahrheit des Scherzworts »LIEBLINGSGIFT« für den Drink der Wahl bestätigt. Besser, Sie nehmen zwei, bevor Sie das Haus verlassen – allerdings ist es auch ein sehr guter Zeitpunkt, wenn Sie um zwei Uhr morgens voll bekleidet und mit schmerzhaftem Harndrang erwachen. Sind Sie danach wieder ins Bett getaumelt [man kann sich entkleiden, während die Tabletten sich auflösen], wird das freundliche Vitamin C eifrig Ihr Gewebe durchdringen und alle Giftstoffe einsammeln, um sich dann am Morgen mit ihnen aus dem Staub zu machen wie die Briten damals in Dünkirchen.

Täglichen Trinkern muss man nicht erklären, wie wichtig es ist, den Körper morgens auf die nächste Invasion vorzubereiten, sie sollten sich also angewöhnen, jeden Morgen eine Brausetablette zu nehmen. Es ist außerdem ratsam, einen Vorrat in der Büroschublade aufzubewahren, um sich vor dem Mittagsdrink zu stärken.

Vitamin C wirkt leicht harntreibend, es könnte also sein, dass Sie öfter austreten müssen, wenn Sie nichts im Magen haben, um den Weg des Vitamins zu verlangsamen. Unterschiedliche Lebensstile erfordern unterschiedliche Tagesrationen, und da keine toxischen Nebenwirkungen nachgewiesen sind, kann man auch nicht überdosieren. Die Dosierung wird in Gramm oder Milligramm gemessen [nein, ich wusste vorher auch nicht, dass 1000 mg ein Gramm sind].

Zum Beispiel vernichtet jede gerauchte Zigarette ungefähr 25 mg; ein Raucher sollte also die tägliche Zigarettenmenge mit 25 multiplizieren und das Ergebnis in Milligramm einnehmen, zusätzlich zur Vitamin-C-Menge für das sonstige Defizit. Weil das Vitamin den Körper relativ zügig wieder verlässt, ist es günstiger, zum Beispiel dreimal täglich eine 200-mg-Tablette zu nehmen. Da eine Apfelsine bloß

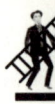

magere 25–30 Milligramm enthält, lässt sich leicht nachvollziehen, dass der Nachschub auf natürlichem Wege kaum zu erreichen ist. Kohlenmonoxid zerstört Vitamin C, ebenso Anspannung und Stress, Aspirin und die Pille, und nicht zu vergessen unser alter Freund Alkohol. Regelmäßige Einnahme wehrt Erkältungen ab [es wird empfohlen, bei den ersten Anzeichen jede Stunde ein Gramm zu nehmen, bis alle Symptome verschwunden sind], senkt den Cholesterinspiegel und unterstützt die Wundheilung – für diese Information sollte jeder ungesunde Trinker außerordentlich dankbar sein.

Alles in allem erweist sich Vitamin C als der fröhliche kleine Weckruf für die Lebensgeister, der uns so rasch wie möglich auf den Pfad der Gesundheit zurückführen soll.

Viele Symptome künden von einem Vitamin-C-Mangel, lange bevor tatsächlich Skorbut eintritt; eines davon ist chronische Müdigkeit, das Gefühl, das Leben sei kaum noch lebenswert. Das Schlimme ist: Wenn man Vitamine am dringendsten braucht, hat man am wenigsten Lust, sie auch zu nehmen. Sehr verständlich, aber irgendwo muss man anfangen, und Vitamin C zeigt am schnellsten Wirkung. Andere Anzeichen, dass der Vitaminhaushalt knapp wird, sind immer wieder auftretende Ausschläge, schlecht heilende Kratzer und Schnitte, ein empfindlicher Magen und die Neigung zu kräftigen blauen Flecken beim kleinsten Stoß.

Vitamin C, chemische Bezeichnung Ascorbinsäure, ist in verschiedener Form in den meisten Apotheken erhältlich. Die Experten empfehlen bei der Einnahme großer Dosen [und als leidenschaftlicher Trinker macht man schließlich keine halben Sachen] die biologischen Präparate, die aus Hagebutten gewonnen werden, außerdem sollte man nach Tabletten suchen, in denen das Vitamin mit Calcium verbunden ist. Am besten, man fragt im nächsten Reformhaus nach, und wem das zu mühsam erscheint, der geht einfach zum nächsten Drogeriemarkt und kauft die Hausmarke, die oft sehr günstig zu haben ist.

Grob gerechnet kann man die negative Wirkung von zwanzig Zigaretten am Tag zum Preis ungefähr einer halben Zigarette ausgleichen, es kostet also ungefähr eine Schachtel Zigaretten im Monat, den Vitaminhaushalt einigermaßen im Gleichgewicht zu halten. Der heftige Trinker, der pro Tag drei Gramm Vitamin C als Brausetabletten zu sich nimmt, gibt für seine Fitness etwas weniger als den Preis einer Flasche Tonic Water aus.

—— DIE B-VITAMINE ——

Die sind ein komplizierter kleiner Haufen, aber wir müssen uns nur mit B_1, B_2, B_6 und B_{12} beschäftigen. Auch diese braucht der Körper täglich; man findet sie in Brauhefe, Vollkornflocken, Leber, Fisch, Nüssen, Kartoffeln, Milch, Käse, Pilzen, Kohl und Eiern. Nicht alle davon sind in jedem dieser Lebensmittel, aber eine ausgewogene Ernährung würde Sie mit allen versorgen. Und damit sind wir beim springenden Punkt und der Notwendigkeit zusätzlicher Einnahme, denn auch sie unterliegen schließlich dem schädlichen Einfluss von Schnaps und Zigaretten.

Der B-Komplex wird auch als »ANTISTRESSVITAMIN« bezeichnet, weil ein Mangel sich in Reizbarkeit, Nervosität und Lethargie äußert. Zu diesen Vitaminen sollte man definitiv greifen, wenn man versucht ist, dem Chef zu sagen, wo er sich seinen Job hinstecken kann, wenn man bei jedem Türklingeln aus der Haut fährt, weil es eher der Gerichtsvollzieher als ein lange vermisster Freund sein dürfte, oder wenn man so depressiv ist, dass eine Rasur vor dem Gang ins Stammlokal zu anstrengend erscheint.

An solchen Tiefpunkten ist man nicht in Stimmung, sich mit spezifischen Dosierungsangaben zu befassen, das Vernünftigste ist also, sich erst einmal den nächstbesten kräftig dosierten Vitamin-B-Komplex zu schnappen.

Wenn Sie damit so etwas wie Gleichgewicht wiedererlangt haben [sie muntern einen doch ziemlich auf], können Sie eruieren, wo die wahren Bedürfnisse liegen.

Da Sie wahrscheinlich nicht an Beriberi leiden, werde ich Ihnen verraten, dass die Vitamine B_1 und B_2 die Moral heben; sie sind es außerdem, die von Alkohol und Nikotin vernichtet werden, davon braucht man also eine reichliche Zufuhr, denn sie tun dem Nervensystem, dem Herzen und den Muskeln gut. Wahrscheinlich wird Ihre Hand zittern, wenn Sie das Wasserglas zum Mund führen.

B_6 ist besonders gut für Frauen, sowohl für diejenigen, die die Pille nehmen, als auch für die, die an prämenstruellem Syndrom leiden, denn das Vitamin wirkt natürlich diuretisch und entzieht dem Körper all die überschüssige Flüssigkeit, von der Sie sich so deprimierend dick fühlen. Die Dosierung sollten sie im Reformhaus Ihres Vertrauens klären.

Vitamin B_{12}, des Trinkers Retter, lässt sich vom Körper in Verbindung mit Vitamin B_6 leichter aufnehmen. Es wirkt ungeheuer revitalisierend und stärkt die Konzentration – sehr nützlich sowohl für Mitglieder der Geschäftsleitung nach einem flüssigen Mittagessen als auch für fähige Handwerker, die ihre Mittagspause im Pub verbracht haben. Es soll auch das Gedächtnis verbessern, aber das wollen Sie vielleicht gar nicht wissen.

All diese Vitamine haben auch noch andere Funktionen, sie versorgen die roten Blutkörperchen oder das Gewebe, in dem Antikörper gebildet werden; aber ich vermute, solche Informationen suchen sie hier auch nicht unbedingt – nur so ein Zusatzgedanke. Die Dosierung wird in Milligramm (mg) angegeben, empfehlenswert ist ein Präparat mit hoher Vitaminkonzentration und langsamer Wirkstoffabgabe, das am besten nach dem Frühstück eingenommen wird. Es schadet nicht, sie auch ohne Nahrung zu sich zu nehmen, allerdings kann es zu Aufstoßen mit etwas Hefe im Nachgeschmack führen.

An Tagen, an denen Sie hundert Dinge zu erledigen haben und nicht wissen, wo Sie anfangen sollen, verleiht ihnen Vitamin B_6 plus Kamille Energie und beruhigt gleichzeitig – eine echte Panikmedizin, auch gut, um abends die kreisenden Gedanken zu besänftigen.

Versuchen Sie bei den B-Vitaminen nicht zu sparen, wenn Sie sich nicht ohnehin schon gesund und ausgewogen ernähren. Lesen Sie auf dem Etikett nach, wie viele Tabletten die empfohlene Tagesration sind. Sie werden wahrscheinlich feststellen, dass die monatliche Menge selbst der hoch dosierten Präparate Sie weniger kostet als eine tägliche Zeitung für denselben Zeitraum. Preise und Vitaminmenge variieren bei den einzelnen Fabrikaten sehr stark, doch wer knapp bei

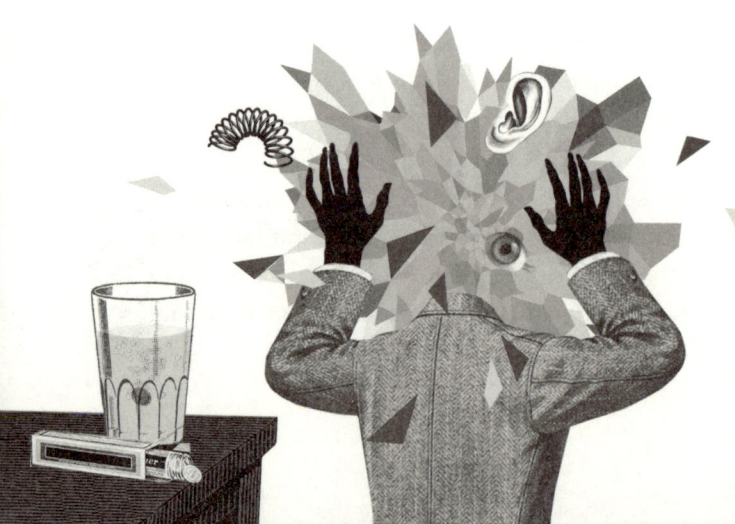

Kasse ist, kann zu sehr vernünftigen Preisen auf Tabletten aus Brauhefe zurückgreifen; die muss man dann nur öfter nehmen. Viele bevorzugen sie sogar, weil sie die naturreinste Quelle für den gesamten Vitamin-B-Komplex sind.

Vitamin B mit Kamille gibt es als Kapsel, und die Tagesration kostet weniger als die Kupfermünzen, nach denen man sich nicht mal bücken würde.

—— VITAMIN E ——

Man nennt es auch das Verjüngungsvitamin. Es wird in Leber, Herz, Muskeln und den Sexualdrüsen angereichert, sollte also unverzichtbar für jeden sein, der heimlich argwöhnt, langsam zu alt für Sex zu werden. Weil es außerdem Gewebe erneuert, ist es auch gut für die Haut und hält die Muskeln funktionsfähig. Es kann durch die Haut aufgenommen werden, ist daher sehr nützlich bei der Wundheilung [Flagellanten und Masochisten aufgemerkt]. Man findet es in Weizenkeim, pflanzlichen Ölen, Gemüse, vor allem Rosenkohl und Spinat [darum ging es Popeye – kein Wunder, dass seine Braut Olive Oil hieß], in Vollkornflocken und Eiern.

Weizenkeimkapseln gibt es in der Drogerie oder im Reformhaus, wo man auch Tabletten mit den Vitaminen E und C für sofortige Steigerung der Vitalität kaufen kann. Die gibt es als Kautabletten, sie sind also besonders geeignet für

Zweifler, die befürchten, ihren erotischen Verpflichtungen nicht nachkommen zu können.

Die Vitaminmenge wird in Internationalen Einheiten (IE) gemessen; 400 IE ist eine vernünftige Größenordnung, doch wenn Sie auf Wunder hoffen, erhöhen Sie die Dosis. Vitamin E wird Frauen vor allem in den Wechseljahren empfohlen. Cremes, Shampoos und Seifen mit Vitamin E bekommt man in Reformhäusern, Bioläden und Drogeriemärkten.

Das Vitamin wird in zahlreichen Kombinationen und Dosierungen angeboten, doch das absolut teuerste Präparat kostet am Tag kaum mehr als eine Boulevardzeitung, und man fühlt sich davon mit Sicherheit besser.

—— VITAMIN A ——

Auch so ein Trinkerfreund, denn es wirkt sich auf Sehkraft, Hörfähigkeit, Geruchs- und Geschmackssinn und die Lungen aus – alles Bereiche, die wahrscheinlich schwer unter Stress stehen, wenn wir von unserem künstlich beleuchteten Arbeitsplatz in den verräucherten Pub und weiter in die düstere, lärmende Disco toben und womöglich noch weiter. Tröstlich zu wissen, dass nicht unser Lebensstil an der völligen Erschöpfung schuld ist, sondern bloß Mangel an Vitamin A. Es wird im Körper gelagert – in der Leber, um genau zu sein –, und man kann damit rechnen, mit der üblichen

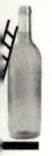

Nahrung genug davon zu sich zu nehmen. Wer unter einer schweren Augenentzündung leidet, wird mehr benötigen; ebenso Menschen mit chronischer Nachtblindheit [es zählt aber nicht, wenn man nicht mehr quer durch den Club sehen kann oder sich die Treppe hochtasten muss], die womöglich schon Mangelsymptome zeigen.

Vitamin A findet sich in Möhren, Margarine, Kresse [essen Sie also ruhig die Garnierung mit, auch wenn es als unschicklich gilt], Eiern, Milch, Leber, Lebertran und Rogen.

Wenn Sie sich um schwindende Sehkraft sorgen [erstes Anzeichen: Sie brauchen längere Arme, um die Zeitung zu lesen] oder glauben, sie würden ein bisschen harthörig, könnten Sie es eine Weile mit Lebertrankapseln versuchen.

Vitamin A ist eines der wenigen Vitamine, die man tatsächlich überdosieren kann; die Experten raten, es fünf Tage am Stück zu nehmen, dann zwei Tage Pause einzulegen. Auch hier wird in IE gemessen, und der Körper benötigt etwa 5000 IE; aber fragen Sie wiederum in Ihrem örtlichen Reformhaus nach, wenn Sie mehr zu brauchen glauben.

—— VITAMIN D ——

Auch »Sonnenvitamin« genannt, weil ultraviolettes Sonnenlicht dieses Vitamin in den Hautfetten erzeugt, von wo es dann ins Blut gelangt. Doch weil der Körper aufhört,

Vitamin D zu produzieren, sobald die Haut genug Melanin gebildet hat, kann man eine gesunde Sonnenbräune spazieren tragen und sich trotzdem erkälten.

Man kann den Mangel ausgleichen, indem man im Schatten sitzt und frische Sardinen, Thunfischsalat, Heringe, Lachs oder Kaviar isst. Andererseits könnte man auch einfach seine Lebertrankapseln nehmen, denn ihr Vitamin A wird schon dafür sorgen, dass einem die Zähne nicht ins Glas fallen.

Wenn Sie nachts arbeiten [oder sich amüsieren] oder ihre Mittagsstunden lieber in der Gastronomie als auf einer Parkbank zubringen, brauchen Sie zusätzliches Vitamin D, wollen Sie Rachitis und Zahnarztbohrer vermeiden, aber schauen Sie aufs Etikett und nehmen Sie nur die empfohlene Menge.

Sollten Sie vorhaben, sämtliche obige Empfehlungen zu ignorieren, dann bitte ich Sie, nehmen Sie wenigstens eine Multivitamintablette am Tag; es wäre töricht, das zu unterlassen, und sollten Sie sich richtig gehen lassen, nichts gegessen haben und dergleichen, dann nehmen Sie zwei – eine morgens und eine abends.

Wenn Sie die Wahl haben, greifen Sie zu den Produkten aus Reformhaus oder Bioladen; dort sind die Vitamine und Mineralstoffe garantiert biologisch gewonnen und daher vom Körper leichter aufzunehmen. Aber nehmen Sie lieber irgendwas als gar nichts. Eine Kapsel Gesundheit kostet nicht mehr als eine Schachtel Streichhölzer.

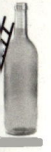

Sollten Sie zu dem Entschluss kommen, dass es vielleicht auch für den leidenschaftlichen Trinker so etwas wie gesundes Leben geben kann, habe ich noch mehr gute Nachrichten.

—— KNOBLAUCHPILLEN —— gibt es schon seit Ewigkeiten, mindestens so lange wie Werwölfe und Vampire, die allergisch darauf reagieren. Neben dem Schutz vor sagenhaften Untieren [außer vielleicht rosa Elefanten] ist Knoblauch ein großartiges Blutreinigungsmittel, und in den Pillen sind seine nützlichen Bestandteile konzentriert. Drei Pillen am Abend [mit kaltem Wasser, da sie mit Gelatine überzogen sind] halten sozusagen Ihre Augen strahlend und Ihren Schweif buschig, weil sie schlicht allen Müll in ihrer Blutbahn einsammeln, auch überschüssiges Cholesterin.

Von Knoblauchpillen riecht man auch nicht wie ein französischer Schlafwagenschaffner, im Gegenteil: Sie verhindern, dass man am nächsten Tag aus dem Hals stinkt wie die sprichwörtliche Achselhöhle.

—— GINSENG —— gibt es sogar noch länger; die Chinesen nehmen es seit fünftausend Jahren. Die Wurzel steht im Ruf, sowohl Körper als auch Geist zu stärken, wie sie das allerdings anstellt, ist ungefähr so rätselhaft wie das Land, aus dem sie stammt. Sie gilt als Allheilmittel, und solchen Ansprüchen begegnet der rationale westliche Geist mit Vorsicht. Auch der Einnahme von Ginseng sollte man mit Vorsicht begegnen, denn jeder Mensch reagiert anders darauf. Es gibt im Wesentlichen zwei Sorten, die koreanische und die sibirische, und jede hat ihre Jünger. Wenn Sie es ausprobieren wollen, nehmen Sie morgens vor dem Frühstück eine Tablette mit 600 mg. Es ist nicht ratsam, sie abends vor einem Zug durch die Bars zu schlucken, denn dann riskieren Sie einen heftigen Rausch. Wenn Sie das Präparat frühzeitig einnehmen, kann Ihr Kreislauf es absorbieren, ehe Sie es mit Ihrem Lieblingsgift bekannt machen.

Man muss Ginsengtabletten regelmäßig nehmen, damit sie ihre [und Sie Ihre] volle Potenz entfalten können, wenn Sie sich also zu Beginn ein wenig seltsam fühlen, machen Sie weiter und warten Sie zehn Tage ab. Man nennt die Pflanze manchmal verschämt das *männliche* Kraut, weil die Wurzel wie ein kräftiger Schwanz geformt ist – darum wird sie wohl auch im Fernen Osten als Potenzmittel gepriesen. Manchmal greift man zu jedem Strohhalm.

—— ZINK —— ist ein Mineral, einer dieser Stoffe, mit denen ich Sie eigentlich nicht belästigen wollte; dieser jedoch ist wichtig, weil er so essenziell fürs Wohlbefinden ist und – Sie haben es geahnt – von Alkohol ausgeschwemmt wird. Sinkt Ihr Zinkspiegel, bleibt der Alkohol länger in Ihrem Körper und es besteht die Gefahr, dass der Pegel erheblich ansteigt. Die Folge ist, dass schon ein paar Mittagsdrinks Sie sehr rasch betrunken machen, was den Chef womöglich zur

Personalakte greifen und Freunden plötzlich andere Termine einfallen lässt. Im Grunde sind Sie damit auf dem besten Weg zu einer Alkoholvergiftung. Die beste Antwort darauf ist eine eiweißreiche Mahlzeit – Steak, Leber, Fisch –, doch ich sehe ein, dieser Rat ist wenig praktikabel, wenn es einen überraschend erwischt. Die schnellste Hilfe bringen 10 bis 20 Milligramm chelatiertes Zink plus die Vitamine B und C und das Gelübde, es nicht wieder so weit kommen zu lassen.

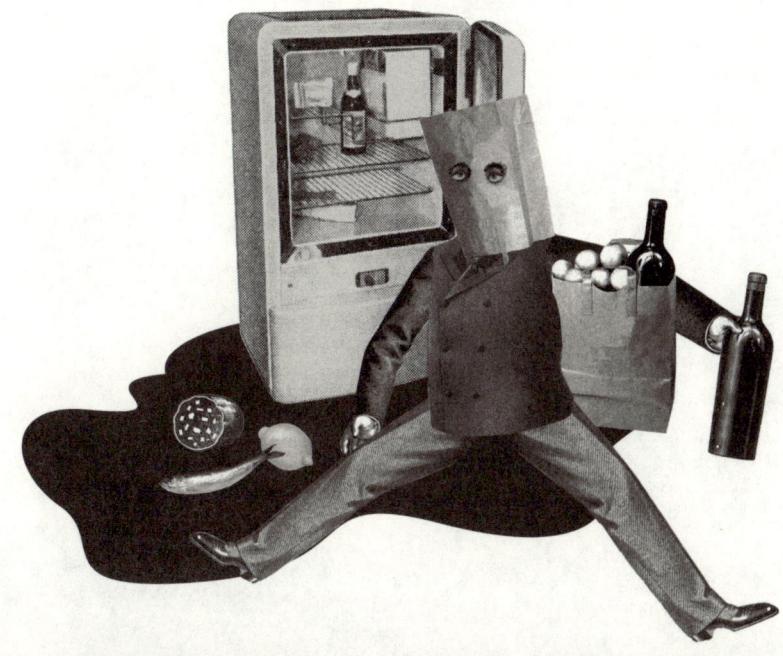

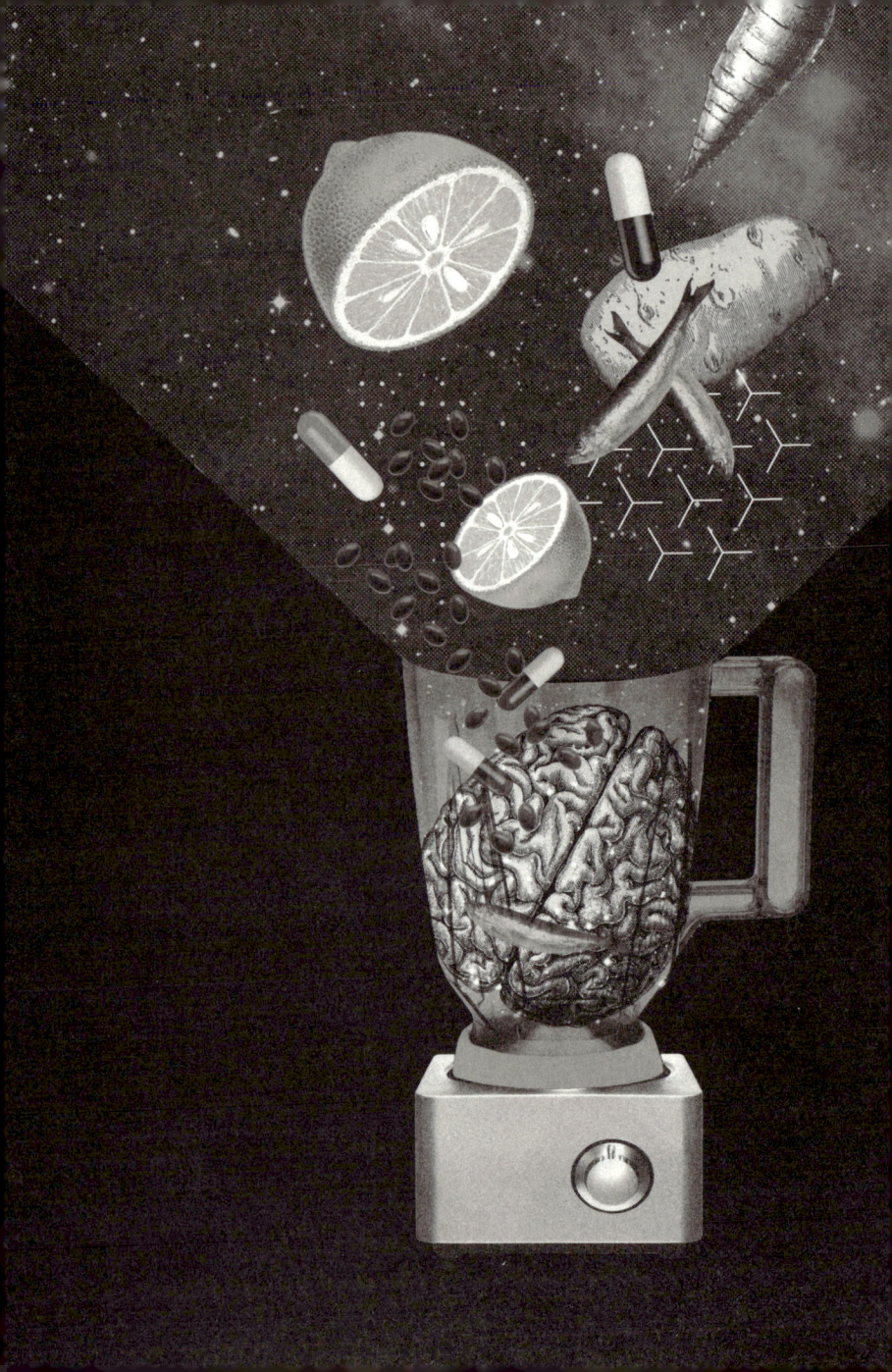

SCHULD UND SÜHNE

Halbwissen ist nicht unbedingt das Schlechteste; ich persönlich möchte über manche Dinge nicht allzu genau Bescheid wissen. Der Chirurg, der einem Freund mitteilte, sollte man ihm seine [des Freundes] Leber im Restaurant servieren, würde er sie zurückgehen lassen, war meiner Ansicht nach übereifrig.

Mit anderen Worten, über die kleineren Hürden des Lebens können wir uns mit vernünftiger oraler Vitaminzufuhr hinweghelfen – echte Probleme hingegen erfordern medizinische Hilfe oder professionelle Unterstützung.

Vitamine können ein labiles physisches Gleichgewicht häufig wiederherstellen. In manchen Fällen können sie sogar [unter Aufsicht von Fachleuten] bestimmte Krankheiten heilen, doch das geht über den Zweck dieses Buches hinaus. Und es geht über die Kräfte eines einzelnen Vitamins hinaus, möchte ich betonen, gegen eine ganze Flasche starken Alkohols anzukämpfen; ich kenne natürlich die Geschichte von David und Goliath, aber das war eine ganz andere Liga.

Es folgt eine Liste von Vitaminkombinationen und Medikamenten, die leidenschaftliche Trinker in bestimmten Zwangslagen als Nothelfer einsetzen können.

—— KATER ——

Austernextrakt gehört zu meinen erstaunlichsten Entdeckungen im Verlauf der Recherche zu diesem Buch. Es handelt sich um Kapseln, von denen jede einzelne die wesentlichen Bestandteile von etwa sieben pazifischen Austern enthält.

Austern sind schon lange für ihre stärkende und belebende Wirkung bekannt – gleichermaßen von Lebemännern und Fuselfreunden. Ein Dutzend, um den Magen zu kräftigen – ob auf dem Weg ins Ritz oder in die nächste Spelunke –, waren durchaus üblich, als die kleinen Schätzchen noch billig waren. Der verstorbene Bernard Walsh hat sein ganzes »Wheeler's«-Imperium darauf aufgebaut. Leider sind Austern inzwischen ein Luxusprodukt, und nur die Reichen können sich noch leisten, gesund zu leben. Dachte ich jedenfalls. Doch zum Glück haben die Japaner fünfundzwanzig Jahre geforscht, um dieses sehr demokratische Produkt

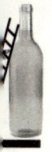

daraus zu destillieren, das man in einzelnen Apotheken oder Reformhäusern erwerben kann.

Zugegeben, die Japaner hatten bei ihren Forschungen Höheres im Sinn, als uns von unseren Morgenbeschwerden zu befreien: die Austernpille soll Herzbeschwerden lindern sowie Diabetikern, Rheumatikern und Arthritikern helfen.

Zufällig jedoch enthalten diese Tabletten in bestens aufzunehmender Form all die Vitamine und Mineralstoffe, die eine feuchtfröhliche Nacht aus dem Körper geschwemmt hat.

Es wird behauptet, bei Einnahme einer Kapsel vor dem Genuss könne man viel länger zechen; diese Information könnte für ausdauernde Trinker gefährlich sein, weil sie zu besonderem Leichtsinn verleitet. Ganz ehrlich, als ich dieser Behauptung im Selbstversuch nachging, kam ich mir innerhalb einer Stunde vollkommen dämlich vor; wenn Sie also wieder so albern werden wollen wie vor zehn Jahren, ist das Ihre Sache.

Ganz großartig allerdings ist die Wirkung, wenn man sie am Ende des Abends vorm Schlafengehen nimmt. Die fleißigen Vitamine und Mineralstoffe machen sich tapfer ans Werk, und beim Aufwachen fühlt man sich strahlend sauber. Für die Vergesslicheren: Eine Tablette gleich nach dem Aufwachen macht einen ausreichend klaren Kopf, um den Tag für alle Kollegen unerträglich zu machen. Ray McCabe, der Wirt des GOLDEN LION in Soho, hat es ausprobiert und konnte auf einmal noch vor dem Frühstück siebzig Fässer Bier rollen.

Ohne allzu sehr darauf herumreiten zu wollen: Ich finde Austernextrakt so toll, dass man es dauernd nehmen sollte; Sie müssen vorher gar nichts trinken, um in den Genuss der nützlichen Wirkung zu kommen. Der Preis des Wohlbefindens ist niedriger als der einer Busfahrkarte, und die kann man durch einen forschen Spaziergang ohnehin einsparen. Jedes Mal, wenn man in seiner Verzweiflung mit einem teuren Taxi zur Arbeit fährt, gibt man so viel aus, wie ein Monat Gesundheit kosten würde.

—— HAUSMITTEL ——

So sehr der Schädel auch pocht, widerstehen Sie der Versuchung, zu Aspirin oder Koffein in irgendeiner Form zu greifen. Die räumen die Vorratskammern Ihres Körpers nur weiter leer. Geben Sie ihm stattdessen Nahrung.

Eine Brausetablette Vitamin C, dazu ein paar Löffel Fruchtzucker, kann man fast noch mit geschlossenen Augen hinunterbekommen. Wenn Ihnen das fröhliche Zischen der Brausebläschen zu viel ist, lehnen Sie sich von außen an die geschlossene Tür, während sich die Tablette auflöst.

Ein Teelöffel Trockenhefe, aufgelöst in einem Glas Pampelmusensaft [in einem Zug austrinken wie einen Kräuterschnaps] wird Sie daran erinnern, dass Sie irgendwo noch ein Hirn haben.

Naturjoghurt, eine Banane, geschält [tut mir leid wegen der Mühe], ein ganzes Ei, aufgeschlagen [siehe oben] und ein Esslöffel Honig, alles zusammen in den Mixer: ganz hervorragend für alle, die unter puritanischen Moralvorstellungen leiden. Der Lärm der Küchenmaschine ist so grauenhaft, dass er selbst Bertie Wooster dazu bringen würde, Jeeves zu feuern.

Verhätschelte Gestalten mit Aussicht auf ein spesenfinanziertes Mittagessen können ihre Hefe auch in Form eines halben Pints Guinness zu sich nehmen, eine willkommene Kräftigung und Aufmunterung. Sie können zur Belebung sogar ein Gläschen Champagner nachschieben. Den werden sie später wahrscheinlich ohnehin trinken – Champagner ist die herrlichste Methode, um aus einem Katertag einen Tigertag zu machen.

—— TRINKERMELANCHOLIE ——

Für all jene, die sich mit Gedanken wie »ICH TAUGE BLOSS NOCH FÜR DIE MENSCHLICHE MÜLLHALDE« herumquälen, hier einige Worte des Trostes. Vielleicht war es nicht Ihre Schuld. Vielleicht waren die anderen auch betrunken. Vielleicht erinnern sie sich gar nicht. Irgendwo muss man anfangen, und die Welt wird nicht verschwinden, bloß weil Sie den Kopf unters Kissen stecken.

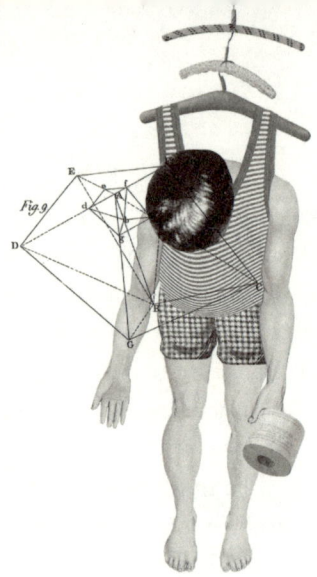

Nehmen Sie eine doppelte Ration Vitamin-B-Komplex. Schauen Sie nicht in den Spiegel. Legen Sie sich noch eine halbe Stunde ins Bett.

Die Glocken werden aufhören zu schlagen; vielleicht hat es der Frau Ihres Chefs gefallen, dass sie ihren Hintern befingert haben; womöglich platzt der Scheck gar nicht; diese hinreißende Blondine könnte sich jetzt gerade überlegen, was sie zum Mittagessen mit Ihnen tragen soll.

Nehmen Sie eine Vitamin-C-Brausetablette und spülen Sie damit ein Kombinationspräparat aus Vitamin E und Zink hinunter. Manche Dinge lassen sich allerdings nicht mal durch Vitamine lösen – einem Liebhaber sagen, er sei im Bett ein Versager; dem Wirt Ihrer Stammkneipe, er sei ein Widerling; Ihrem besten Freund, dass sie mit seiner/ihrer Partner/in rumgemacht haben.

Vorschlag: Nehmen Sie 600 Milligramm Ginseng. Nun haben Sie etwas für Ihre Nerven, Ihr Hirn und Ihre Hoffnungen getan. Vollziehen Sie nun die üblichen Waschungen und hoffen Sie auf Inspiration in Form einer besonders fantasievollen Entschuldigung. Wenn nichts hilft, schwören Sie dem Alkohol entweder ganz ab oder leben Sie Ihre Trinkgewohnheiten eine Weile anderswo aus.

—— TRINKERIMPOTENZ ——

Wer solche Freunde hat, braucht keine Feinde. Ist vielleicht alles Kopfsache, wie es so schön heißt, aber wenn ein Mann nicht tun kann, was ein Mann tun soll, ganz zu schweigen von tun will, wird die Sache zweifelhaft.

Gelegentliches Versagen, weil man zu viel Zeit in Bar oder Club mit dem Anbaggern verbracht hat, kann zwar zu gesellschaftlichen Peinlichkeiten führen, ist aber nicht allzu ernst, solange die Dame nicht gezwungen ist oder beschließt, aufzustehen und nach Hause zu gehen.

In die Zwickmühle kommt ein Mann erst, wenn er anfängt, Abend für Abend die Angst vorm Versagen zu ertränken, denn gerade der Alkohol, mit dessen Hilfe er sein Problem vergessen will, spült ihm die Vitamine und Mineralstoffe aus dem Körper, die es lösen würden. Hier können Vitamin E und Zink von großem Nutzen sein, denn beide sorgen für die einwandfreie Funktion der Sexualdrüsen. Führen Sie Ihrem Körper zusätzliches Vitamin E zu; das ist massenweise in Reformhäusern und Drogerien zu haben. Vitamin E ist ungiftig, kann also bedenkenlos in Dosen zwischen 400 IE und 1000 IE eingenommen werden. Am vernünftigsten ist es, über mehrere Wochen auf eine größere Dosierung hinzuarbeiten, um dem Körper wieder mehr Selbstvertrauen einzuflößen. Wenn Sie nicht so lange warten können, reduzieren Sie die Alkoholmenge und vertrauen sie einer wunderbaren Kombination aus Vitamin E, Ginseng, Zink und einem Kraut namens Damiana. Der botanische Name dieser Pflanze lautet »TURNERA DIFFUSA APHRODISIACA« [was als Erklärung ausreichen sollte], im Handel wird es unter dem Namen »ZEST« vertrieben [also »Schwung«, ebenso selbsterklärend]. Die empfohlene Menge sind zwei Tabletten am Tag, und sie kosten etwas weniger als eine Briefmarke.

Es gibt einige weitere Ginseng- und Vitaminprodukte, von denen einige auch Vitamin B enthalten, um den nachvollziehbaren Stress zu mildern. Auch hier lohnt sich ein Hinweis auf den Austernextrakt, der sehr viel Zink enthält; im Zweifel nehmen Sie also vor einer hoffnungsfrohen Verabredung eine Kapsel davon und eine Zest. Und nehmen Sie je zwei, wenn ihre alltägliche Partnerin Anzeichen von Unzufriedenheit zeigt, deren Grund Sie kennen.

Sollten sich andererseits bei Ihrer Frau/Geliebten ungewöhnlich oft desinteressierte Kopfschmerzen einstellen, können die Vitamine auch der Gegenseite helfen. Halten die Kopfschmerzen an, bewahrheiten sich womöglich Ihre schlimmsten Befürchtungen.

—— TRINKERENTHUSIASMUS ——

Auch unter dem Begriff »Schönsaufen« bekannt. Dies stößt häufig dem jungen und/oder ungebundenen männlichen Trinker zu, der sich fit, übermäßig gesund und geil fühlt. Er trifft eine Dame von ähnlicher Disposition, und beide stellen ihre Kondition die ganze Nacht unter Beweis. Nach einer Reihe olympischer Turnübungen kann im Morgengrauen eine gewisse Entkräftung einsetzen.

Das ist eine grausame Stunde, und wenn dem Herrn dann ein früher Bürotermin einfällt, durchströmt ihn womöglich eher Angst als Lust.

Das überrascht nicht: Seine Zinkreserven hat er ebenso vergossen wie Schweiß und Sperma, außerdem ist sein Hirn vom Alkohol dehydriert. Auch bei ihr hat die Transpiration [Damen schwitzen nicht], die am Morgen das Make-up zerlaufen lässt, den Zinkvorrat geleert.

Vitamin-C-Brausetabletten, Vitamin-B-Komplex, 10 mg chelatisiertes Zink oder Austernextrakt, und man ist wieder gesellschaftsfähig genug, sich zumindest höflich zu verabschieden.

Solche Präparate immer zur Hand zu haben könnte man als berechnend oder allzu optimistisch werten, doch auf der Jagd ist »ALLZEIT BEREIT« stets ein gutes Motto.

Bei schöneren Anlässen wie Flitterwochen oder dem Beginn einer Liebesaffäre bewahrt die gleiche Rezeptur vor völliger sexueller Erschöpfung.

—— TRINKERSCHLAFLOSIGKEIT ——

Ein problematisches Symptom, deutet es doch auf echte Abhängigkeit hin. Der Frühaufsteher ist nicht unbedingt so tugendhaft, wie es scheint; die Unfähigkeit zu schlafen kann auch an *blanken*, unterversorgten Nerven liegen, an chronischer Ruhelosigkeit, die von Vitamin-B-Mangel herrührt. So ein Mensch ist womöglich als Erster am Arbeitsplatz, aber ebenso wahrscheinlich auch an der Theke, sobald die Pubs aufgeschlossen werden. Reichliche Mengen Vitamin-B-Komplex im Laufe des Tages beruhigen das Nervensystem, und Hochprozentiges sollte vermieden werden. Der alkoholische Insomniker liegt unweigerlich vor allen anderen im Bett, doch sein Schlaf gleicht eher einer Ohnmacht. Das ist kein echter Schlaf: Es ist so viel Alkohol im Blut, dass er die Barriere zum Gehirn überwindet. Resultat ist eine Art Koma – was kaum gesund sein kann. Wenn es so weit gekommen ist, nutzen Sie unbedingt den ungewöhnlichen

Tagesrhythmus; aber nehmen Sie beim Aufwachen Vitamin C, um die Giftstoffe auszuspülen, und abends wie morgens Multivitaminpräparate, sonst könnten sowohl der Schlafmangel als auch die unregelmäßige Nahrungsaufnahme wegen fehlender Energie zu Mangelerscheinungen führen. Probieren Sie zusätzlich, Vitamin B plus Kamille einzunehmen, außerdem chelatisiertes Calcium und Magnesium, ehe Sie sich ins Bett legen und fernsehen. Versuchen Sie auch, die morgendliche Energie zum Gang ins Reformhaus zu nutzen – das öffnet gut zwei Stunden vor dem Pub.

Die andere Form von Trinkerschlaflosigkeit ereilt jene, die sich ein paar Tage ohne Alkohol verordnet haben; nach zwei ziemlich unruhigen Nächten fangen sie meistens wieder an. Der Schlummertrunk ruft, genau wie all die anderen Versuchungen; daran ist grundsätzlich nichts auszusetzen. Der Körper hat sich von der Marathonbelastung erholt [vor allem, wenn Sie daran gedacht haben, ihre Knoblauchpillen zu nehmen] und fühlt sich frisch wie der junge Morgen. Nur war es überhaupt nicht nötig, sich zwei Nächte lang in den Laken zu wälzen: Sie hätten einfach ein natürliches Beruhigungsmittel mit dem schönen Namen »QUIET LIFE« nehmen können. Wahrscheinlich schlafen Sie schon beim Lesen der Inhaltsstoffe ein: wohlklingend altmodische Heilkräuter wie Herzgespann, Helmkraut und Baldrian. Denken Sie dabei nicht zu sehr an die weisen Kräuterfrauen und was ihnen zustieß, wenn sie als Hexen angeklagt wurden; konzentrieren Sie sich auf heidnische Feste und gönnen Sie sich süße Träume.

Als Alternative bietet sich ein Schlaf förderndes Hopfenkissen an, ein ebenso althergebrachtes Mittel, von früheren Monarchen favorisiert. Heutzutage findet man sie mit allen gewünschten Füllungen – Federn, Daunen, Polyester – in größeren Reformhäusern, Kaufhäusern oder im Versandhandel.

—— DURCHFALL ——

Diarrhö folgt oft auf den verzweifelten Versuch, nach der Schließung des Pubs seinen rasenden Hunger zu stillen. So ein Imbiss-Schild auf dem Heimweg kann höchst verführerisch wirken – bis zu den grässlichen Bauchkrämpfen am nächsten Morgen. Wenn die noch durch zahlreiche Gläser Bier am vorigen Abend verstärkt werden, ist das eine unerfreuliche Erfahrung; jedoch kein Problem, das sich nicht durch einige Esslöffel Tonerde und J. Collis Browne's Mixture [aus Morphium und Pfefferminzöl] innerhalb einer Stunde beheben ließe, unterstützt von lautem Ächzen und Stöhnen. Ein Spaziergang würde helfen, aber das Risiko mögen Sie nicht eingehen, also laufen Sie in Ihrer Wohnung auf und ab wie ein Tiger im Käfig, bis Ihr Magen aufhört, Sie zu verfluchen.

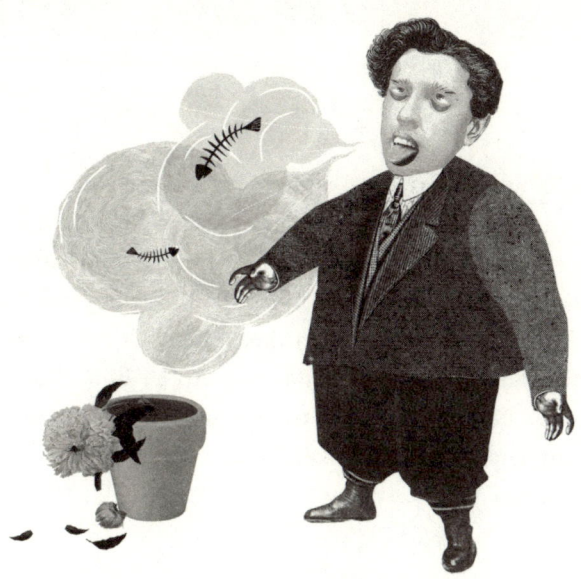

Dann nehmen Sie eine Avocado, halbieren sie, nehmen den Stein heraus und füllen die beiden entstehenden Hohlräume mit Knoblauch-Vinaigrette [Olivenöl, Weinessig, zerdrückter Knoblauch, Salz und Pfeffer]. Essen Sie beide Hälften des beruhigenden, wohlschmeckenden, willkommenen Fruchtfleischs und danken Sie dem Himmel. Avocados sind äußerst nahrhaft, enthalten eine Menge aufbauender Mineralstoffe sowie die wichtigen Vitamine. Ihr Innenleben wird sich als dankbar erweisen, indem es aufhört, zu brodeln und zu brennen wie ein Hexenkessel. Ein Glas Naturjoghurt [ohne Früchte] etwas später hilft bei der Wiederherstellung der Darmflora.

Dauerhafte Durchfälle sind ein sicheres Zeichen grundlegender Probleme. Sie nehmen einfach nicht genug anständige Lebensmittel zu sich. Sie müssen ein bisschen mehr Ballaststoffe in ihre Ernährung einbauen, damit nicht das wenige Gute, was Sie Ihrem Körper zuführen, sofort wieder hinausgespült wird. Reichlich Ballaststoffe enthalten zum Beispiel Vollkornbrot, Huhn, Fisch, Leber, Nüsse, Bohnen, Kartoffeln, Kohl und rohe Äpfel. Eine Woche derart fester Nahrung plus Naturjoghurt für den Darm, und die morgendliche Sitzung wird Ihnen ein Vielfaches an Freude bereiten.

—— BLAUE FLECKEN ——

Diese erscheinen oft aus heiterem Himmel am Körper des heftigen Zechers. Sie können entstehen, wenn Sie im schmerzfreien Zustand an Wände oder Türen stoßen, Treppen hinauf- oder hinunterfallen. Sie sind ein Zeichen für schweren Mangel an Vitamin C, und durch Einnahme von je einem Gramm über dem Tagesbedarf morgens und abends können Sie die Hämatome schneller verschwinden lassen. Sollte Ihnen einfallen, dass die Prellungen von einer Auseinandersetzung mit Bekannten herrühren, schließen Sie die Tür und leben Sie ein paar Tage gesund und erholsam. Haben Sie selbst angefangen, geloben Sie, weiter Ihre Vitamine zu nehmen; hat er angefangen, werden Sie sich bald kräftig genug fühlen, hinauszugehen und ihm eine zu verpassen.

—— BLUTUNTERLAUFENE AUGEN ——

Kein schöner Anblick, und auch wenn er sich kosmetisch behandeln lässt [die blauen Augentropfen aus der Drogerie wirken augenblicklich Wunder], ändert das nichts an der Dauerbelastung durch Alkoholkonsum in möglicherweise verräucherten Räumen. Alkohol erweitert kleine Blutgefäße, die in den Augen wie auch die in den Wangen, was die gerötete Gesichtshaut des Dauerzechers erklärt.

Die erwähnten Augentropfen verengen diese Blutgefäße zwar vorübergehend, eigentlicher Grund für das Problem ist aber ein Mangel an Vitamin A. Schnellste Hilfe bringt wieder einmal ein altes Kräuterhausmittel mit dem schönen Namen Augentrost. Man bekommt es in Apotheken und Reformhäusern, oft unter dem botanischen Namen »EUPHRASIA« und mit den zugesetzten Vitaminen A, B_2 und D. Wenn Sie also das Weiß Ihrer Augen glänzen lassen wollen wie die Kacheln in der Putzmittelwerbung, liegen Sie damit richtig. Jeder Mensch, der den ganzen Tag bei künstlichem Licht arbeitet, muss auf seine Augen Acht geben; vorübergehende Ermüdung der Augen nach einem Arbeitstag lässt sich durch die hervorragenden »CRYSTAL«-Augentropfen lindern, die man bei D. R. Harris in der James Street, London SW1, bekommt.

—— KNOCHENBRÜCHE ——

Man sagt, Gott halte eine schützende Hand über Kinder und Betrunkene, doch gelegentlich scheint Er auch anderweitig beschäftigt zu sein. Sollte Ihnen ein solch elendes Unrecht widerfahren sein, nehmen Sie täglich 500 bis 1000 mg Calcium und 400 IE Vitamin D, oder Knochenmehltabletten mit zusätzlichem Vitamin D, und verwirren Sie Ärzte wie Stammgäste durch ihre rasche Genesung. Sie haben natürlich schon geschworen, dass Ihnen das nie wieder passieren wird, und sind bereits zum vitaminreichen Leben bekehrt. Knochenbrüche tun verdammt weh.

—— MUNDGERUCH ——

Weißweintrinker, aufgepasst: Ihre besten Freunde sagen es Ihnen vielleicht nicht ins Gesicht, aber wenn Sie sehen, wie sie sich in Scharen abwenden, ist es Zeit zu handeln. Ich will niemandem zu nahe treten, aber wer viel Weißwein trinkt, verströmt einen Geruch wie ein Maul voller fauler Zähne, auch wenn das Aroma streng genommen aus dem Magen stammt. Nehmen Sie dreimal täglich Chlorophyllkapseln und chelatierten Zink, oder versuchen Sie es mit Produkten, die ACIDOPHILUS enthalten, die freundlichen Darmbakterien.

—— BLAUE AUGEN, SCHNITTE, KRATZER, SCHÜRFWUNDEN ——

Fällt für den leidenschaftlichen Trinker alles unter Berufsrisiko, erfordert jedoch oft peinliche Erklärungen. Der Körper braucht nun eine Kombination massiver Dosierungen von natürlichem Vitamin C [mindestens ein Gramm], 1000 IE Vitamin E und chelatiertem Zink; das beschleunigt die Wundheilung. Ich fürchte, die Kratzer auf dem Rücken zu erklären dürfte Ihr ganz eigenes psychologisches Problem bleiben – Sie könnten natürlich versuchen, sich rasch eine Packung Schnupftabak und mehrere weiße T-Shirts zu kaufen und so zu tun, als wären Sie schrecklich erkältet, aber darauf würde ich nicht setzen. In diesem Zustand der Schande könnten Sie sich gleich mal Gedanken über den Grund für die Aggressionen machen, die Ihnen solchen Ärger eingebrockt haben, und Vitamin B in großem Stil einsetzen. Andererseits könnten Sie auch einfach die Freunde wechseln.

—— JETLAG ——

Geschäftsreisen sind eine der härtesten Prüfungen für den leidenschaftlichen Trinker, implizieren sie doch harte Arbeit, heftiges Amüsieren und Schlafstörungen. Das verlangt auch den Vitaminen alles ab, also packen Sie reichlich davon ein, ehe Panik und Nervosität einsetzen. Wenn das Fliegen selbst sie zum Nervenbündel macht, probieren Sie eine doppelte Dosis Vitamin B und Kamille; beides stärkt die Nerven und beruhigt, was die halbe Flasche Cognac überflüssig macht, die ohnehin nur den Flüssigkeitsentzug verschlimmert hätte, den das Fliegen verursacht. Wir können nicht alle auf so großem Fuß reisen wie ein Freund von mir, der sich auf dem Weg zum Flughafen immer bei »FORTNUM & MASON« einen reichhaltigen Picknickkorb für den Flug zusammenstellen lässt; aber dank einer anständigen Mahlzeit vor der Abreise kann man auf den nährwertfreien Mist verzichten, mit dem die Fluggesellschaften uns die Langeweile vertreiben wollen.

Sollten zu Ihren Geschäftsterminen auch strapaziöse Kennenlern-Trinkrunden gehören, packen Sie folgende Zutaten ein und vergessen Sie nicht, die Kombination vor, während und nach jedem Gelage einzunehmen.

ÜBERLEBENSMISCHUNG
1 Gramm Vitamin C
Eine Megadosis Vitamin-B-Komplex
Zwei Zink-Aminochelat-Tabletten

Es macht nichts, wenn Sie die mit Alkohol runterspülen müssen, sie werden Sie jedenfalls auf den Beinen halten, Ihre Konzentration und den guten Namen Ihrer Firma retten. Legen Sie die Gute-Nacht-Ration vorsichtshalber neben ein

Glas Wasser auf den Nachttisch, bevor sie das Hotelzimmer verlassen.

Morgens nehmen sie Ihre Multivitamintabletten, Ginseng, Vitamin E oder Austernextrakt, so, wie Sie es normalerweise tun.

Beim Rückflug fangen Sie wieder mit Vitamin B und Kamille an. War Ihre Reise erfolgreich, werden Sie mit dem Neid und Misstrauen Ihrer Kollegen fertig werden müssen, von daheim ganz zu schweigen, war sie ein Misserfolg, werden Sie all Ihre Geduld und Toleranz brauchen, um ihnen nicht mitten ins mitleidige Lächeln zu treten.

—— TRINKERAMNESIE ——

Was zunächst wie ein unverhoffter Segen wirkt, ist tatsächlich ziemlich gefährlich. Denn in diesen verlorenen Augenblicken leiden Sie tatsächlich an schlichter Alkoholvergiftung – und das ist ungefähr so vernünftig, wie Arsen zu schlucken. Dazu kommt es, weil Sie schneller Alkohol zu sich nehmen, als der Körper ihn verarbeiten kann. Da Ihr Metabolismus ungefähr acht Stunden braucht, um den ersten Drink des Tages zu bewältigen, steht bei einer fünfstündigen Zechtour schon eine ganze Menge Alkohol Schlange, abgebaut zu werden, und einiges davon ist ins Gehirn gelangt. Vitamine, Mineralstoffe und Nahrung beschleunigen den Abbauprozess und schützen so das Hirn – das Schaden nimmt, wenn die Situation nicht entschärft wird. Jetzt ist die gute alte Grundreinigung vonnöten, mit Knoblauchpillen, Vitamin C und Multivitamintabletten. Versuchen Sie Ginseng und Vitamin E zur täglichen Gewohnheit zu machen, und vergessen Sie nicht die Aminochelat-Zink-Tabletten.

Leider wird Gedächtnisverlust weithin als eher witzig eingestuft, doch ist er in Wirklichkeit ein Anzeichen schwerer Mangelerscheinungen, die sogar zu lebenslanger Abstinenz führen können, also geben Sie lieber Acht.

—— ÜBERGEWICHT ——

Abnehmen muss wahrscheinlich eher ein gesunder als ein ungesunder Trinker, weil er oder sie neben dem Trinken auch noch gut isst. Kein Zweifel, es hülfe schon, auf Alkohol zu verzichten, doch allein der Gedanke daran lässt den meisten die Trinkhand zittern. Abgesehen von ärztlichen Empfehlungen gibt es auf dem Gesundheitsmarkt eine Reihe von Nahrungsmitteln oder Zusätzen, die den guten Vorsätzen auf die Sprünge helfen.

Spirulina wird aus natürlichem Plankton gewonnen und soll alle Vitamine, Mineralstoffe und Proteine enthalten, die ein Mensch zum Überleben braucht. Makaber ist, dass sowohl Spirulina als auch Austernextrakt Forschungs-

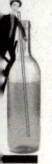

ergebnis der Suche nach Überlebensmitteln im Falle einer nuklearen Katastrophe sind; ein zynischer und betrüblicher Gedanke, dass ausgerechnet jene, die nur die Zerstörung der Welt im Sinn haben, endlich die wunderbaren und elementaren Geschenke unserer Umwelt entdecken.

Aber genug davon: Jetzt interessiert Sie nur, was schlank macht. Mal abgesehen davon, dass es mehr Aminosäuren enthält, als Sie oder ich überhaupt kennen, kann Spirulina auch mit einer ganz besonderen namens Phenylalanin aufwarten. Sie wirkt direkt aufs Appetitzentrum im Gehirn, sodass man mit der Hälfte der Nahrung auskommt, ohne Hunger zu verspüren. Ich habe noch nicht überprüft, ob diese wundersame Wirkung auch einen kleinen Drink ebenso befriedigend aussehen lassen kann wie einen großen.

Der andere magische Schlankmacher sind Algen, also Seetang, der im Verhältnis zum Gewicht mehr Mineralien und Vitamine enthält als jedes andere Nahrungsmittel. Die Pflanze wird schon lange zur Bekämpfung von Übergewicht genutzt und dabei normalerweise mit Apfelessig kombiniert. Man bekommt sie in Tablettenform in Reformhäusern oder Drogerien.

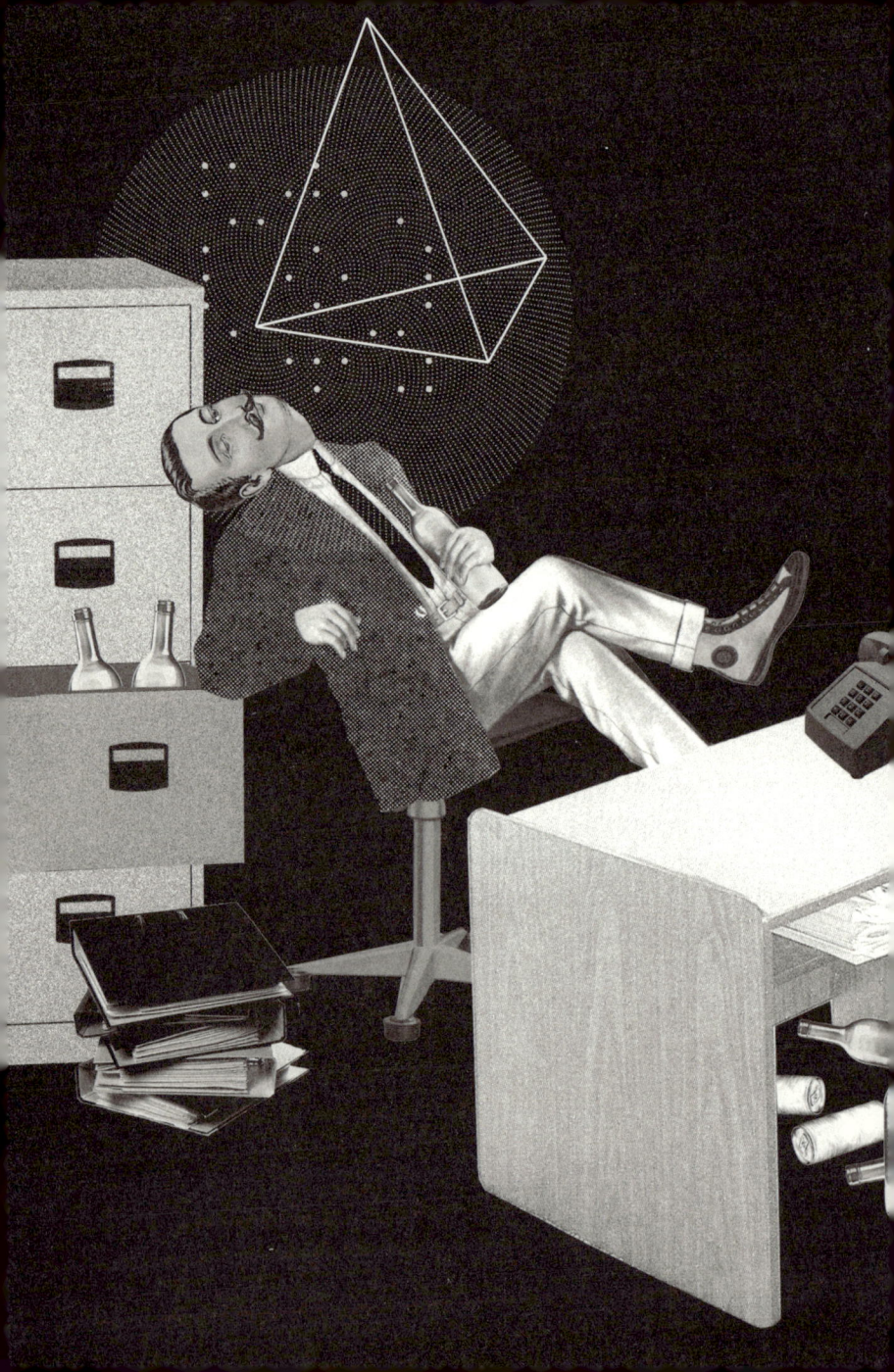

DAS BERUFSLEBEN ÜBERLEBEN

So unschätzbar wertvoll Vitamine zur Rettung aus Notlagen sein können, so wichtig ist auch ihre Hilfe beim Kampf gegen Stress und um Leistung am Arbeitsplatz. Ich möchte nicht behaupten, dass sie einen in Wochenfrist zum Vorstandsvorsitzenden machen, aber mit ihrer Unterstützung lässt sich der Karrieredruck leichter aushalten und Ihnen bleibt genug Energie für die wichtigeren Dinge im Leben – Sie selbst sein, Lachen, Sex haben oder was auch immer.

Es folgt eine kurze Aufstellung verschiedener Berufe, die den Körper auslaugen können – und der Möglichkeiten, das zu verhindern. Die erwähnten Vitamine sollten zusätzlich zu den üblichen Rationen wegen Alkohol, Nikotin und generellem Sich-gehen-Lassen genommen werden.

Sie brauchen auf jeden Fall jeden Tag alle B-Vitamine, am besten in hoher Konzentration und mit langsamer Wirkstoffabgabe. Nehmen Sie beim Vorsprechen oder Vorspielen und vor Premieren B_6 plus Kamille. Geht es um ein längeres Engagement, versuchen Sie es mit Ginseng bei den Proben. Wer als Schauspielerin die Pille nimmt, sollte nach einer Produktreihe namens »LADYCARE« Ausschau halten, die dem Körper all das zurückgeben soll, was die Antibabypille ihm entzieht; wenn Sie dazu neigen, in der Woche vor der Regel alle Welt zusammenzuschreien, sollten Sie außerdem zu einer Extraration B_6 greifen. Nachtkerzenöl ist Hauptbestandteil eines Präparats namens »EFAMOL«, das gut für die Haut, für einen regelmäßigen Zyklus und einen niedrigen Cholesterinspiegel ist – den sollte man auf Tourneen immer im Blick haben.

Wenn Musiker die ganze Nacht arbeiten müssen, sollten sie die Zufuhr der Vitamine A und D nicht vergessen, da sie den ganzen Tag im Bett bleiben; als Mitglied einer Popband, ständig umgeben von glühenden Verehrerinnen, wäre es außerdem klug, Ginseng und die Vitamine E und B_6 zu sich zu nehmen – man weiß nie, wann so ein Mädchen seine Geschichte an eine Zeitung verkauft.

Sänger und Sängerinnen müssen ihre wertvollen Kehle mit massenhaft Vitamin C schützen, am besten natürlich gewonnenes und nicht künstlich hergestelltes, um sich gegen Infektionen zu immunisieren.

Tänzer und Tänzerinnen täten gut daran, ihrem Körper den Zink, den sie bei jeder Aufführung ausschwitzen, wieder zuzuführen, sonst sind sie danach womöglich zu erschöpft für einen Drink.

—— HANDELSVERTRETER ——

Autofahren ist ein anstrengendes Geschäft, das nach Vitamin-B-Komplex in hoher Konzentration mit langsamer Wirkstoffabgabe verlangt. Wenn Sie Ihre Nahrung hauptsächlich in schmierigen Autobahnraststätten zu sich nehmen, sollten Sie auf ein Mittel namens »LECITHIN« zurückgreifen, das die Fettmengen aufsaugt, die ansonsten in ihrem Kreislauf herumschwimmen oder sich in der Leber ansammeln würde. Sollten die Geschichten von gelangweilten Hausfrauen stimmen, die den Vertreter im Negligé an der Haustür empfangen, fügen Sie Ihrer Tagesration 400 IE Vitamin E hinzu. Jeder Vertreter über dreißig oder mit einer angestammten und anstrengenden Route sollte diese Dosierung erhöhen – bis 1000 IE ist alles möglich; dazu großzügig Vitamin C gegen kleinere Infektionen. Die größeren sind Ihr eigenes Problem. Sollte Ihr Beruf auch ausschweifende Tagungen und Kongresse bieten, halten Sie einen Vorrat bereit, wie er im Kapitel über Jetlag beschrieben wird – man weiß nie, wann einem die lückenlose Erinnerung [daran, wie alle um einen herum in den Seilen hingen] nützen kann.

—— SCHREIBER, SCHNEIDER UND SPIELER ——

Alles hervorragende Kandidaten für Augentrost und die Vitamine A und D – Schneiderinnen und Näherinnen wegen der für die Augen anstrengenden akkuraten Arbeit mit feiner Nadel; Schriftsteller und andere Schreibarbeiter wegen des schmerzhaft blendenden weißen Papiers, das darauf wartet, mit Worten voller Witz und Weisheit verschönt zu werden; Spieler wegen des unverwandten Starrens auf Rouletteräder und Kartenstapel, deren Glück bringendes Verhalten sie mit schierer Willensanstrengung herbeizuführen suchen.

Spieler mit einer Pechsträhne sollten mit B-Vitaminen plus Kamille ihre Anspannung lindern und sich Schlaf verschaffen. Schriftsteller, die zweifelsohne auf dem Grund einer Flasche nach den richtigen Worten gesucht haben, brauchen große Dosen Vitamin C und Vitamin-B-Komplex, zusätzlich B$_{12,}$ um nicht Ehefrauen, Geliebte, Redakteure oder Verleger anzuschreien oder den Hund zu treten.

Da alle drei Berufe langes Sitzen in geschlossenen Räumen erfordern, sollten solche Alkoholfreunde zusätz-

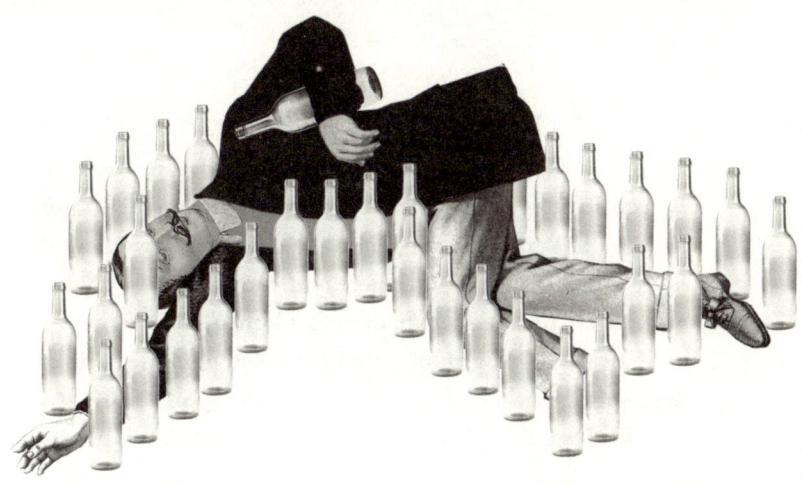

lich 1000 IE Vitamin E nehmen, um jene Muskeln vorm
Verfall zu schützen, die man für den Gang in den Pub, den
Club oder zur Bank benötigt.

—— TOPMANAGER UND BANKER ——

Gesucht – zusätzliche Spitzenvitamine gegen die zahlreichen
Spesenmahlzeiten; all die deliziösen Speisen mit Unmengen
von Butter, gefolgt von mehreren großen Cognacs, lassen
den Cholesterinspiegel in die Höhe schießen. Lecithin und
Algenextrakt helfen bei der Gewichtskontrolle und säubern
Blut und Leber von Fetten.

Managern dürfte eine Mixtur aus Ginseng, Vitamin E
und B_6 nützlich sein, da sie geistige Frische und Beweglich-
keit sowie Ruhe fördert. Wer sein Konto überzogen oder

Kredite aufgenommen hat, dürfte dankbar sein, wenn sein Bankvorstand gegen Stress Vitamin-B-Komplex nimmt, sollten die Verbindlichkeiten mal nicht bedient werden; das könnte panischen Reaktionen und möglichen Drohungen vorbeugen, uns den Geldhahn zuzudrehen.

Beide Berufsgruppen sind gut beraten mit der Trinkermedikation [ein Gramm Vitamin C, eine große Dosis Vitamin-B-Komplex plus zwei Zink-Aminochelat-Tabletten], wenn sie einem Geschäftsessen entgegensehen, bei dem ihnen Geld aus den Rippen geleiert werden soll.

—— LEHRER ——

Zum Frühstück auf jeden Fall B-Vitamine [hohe Konzentration, langsame Wirkstoffabgabe], um das Nervensystem zu stärken, ehe man einer Klasse widerborstiger Schüler gegenübertritt, und fast noch wichtiger: das Gleiche am Abend vor dem Weg in den Pub, wo einem das gleiche Kindergartenverhalten begegnet.

—— STRIPPERINNEN ——

Figurprobleme treten hier wahrscheinlich seltener auf, bei all der Hetze von einem Club zum anderen und dem Verbiegen

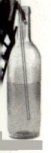

und Kreisen darinnen; »Spirulina« mit seinen Vitaminen und Mineralstoffen kann allerdings hilfreich sein, wenn Sie zwischendurch bloß mal ein Sandwich herunterbekommen. Ich würde außerdem 1000 IE Vitamin E empfehlen, um die eigene Sexualität zu retten, wenn sie von lustlosen, desinteressierten Kunden gestört ist. Müssen Sie mit besagten Kunden schlechten Sekt trinken, bestehen Sie auf einer Mischung mit Guinness: »Black Velvet« ist ein schicker Drink mit jeder Menge Vitaminen.

—— POLIZISTEN ——

Sie könnten in den Augen einer Hälfte der Bevölkerung jünger wirken: Tun Sie etwas gegen die Hautunreinheiten, die vom völlig verkochten Kantinenessen herrühren. Da hilft mindestens ein Gramm Vitamin C pro Tag. Wenn Sie in einer zwielichtigen Gegend Streife laufen, nehmen Sie Vitamin B [hohe Konzentration, langsame Wirkstoffabgabe], das beruhigt die Nerven und verleiht Ihnen eine gewisse Toleranz, die dem Ruf der Ordnungsmacht nur förderlich sein kann. Und vielleicht sogar die nötige Geduld für den ganzen verdammten Papierkram.

—— BAUARBEITER, FABRIKARBEITER, BERGLEUTE ——

Ihr Hauptproblem ist der ständige Kampf gegen Luftverschmutzung, Staub und Dreck. Sie brauchen zusätzliches Vitamin A für Lunge und Augen; die Vitamine C und E beleben den Körper wieder, wenn Sie den ganzen Tag in irgendwelchen Dämpfen gearbeitet haben. Sind Ihre Nerven durch lärmintensive Tätigkeiten wie Presslufthämmern oder Gerüstbauen schwer beansprucht, nehmen Sie zusätzliches Vitamin B. Sie glauben vielleicht, Ihnen gefällt der menschenfeindliche Krach, den Sie veranstalten, doch ihr Körper hat trotzdem darunter zu leiden.

—— BERUFSJUGENDLICHE ——

Da heute so viel Wert auf Jugendlichkeit gelegt wird, möchten karrierebewusste Menschen gern ein paar Jahre jünger erscheinen, als sie wirklich sind. Wenn Ihre berufliche [oder sexuelle] Laufbahn immer von Ihrem strahlend guten Aussehen abhing, brauchen Sie sämtliche folgenden Vitamine, um den Zauber bis ins mittlere Alter zu bewahren.

Natürlich Vitamin E, 1000 IE täglich, dazu RNA/DNA-Nukleinsäuretabletten zur Zellregeneration, damit ihre Haut den jugendlich rosigen Schimmer behält.

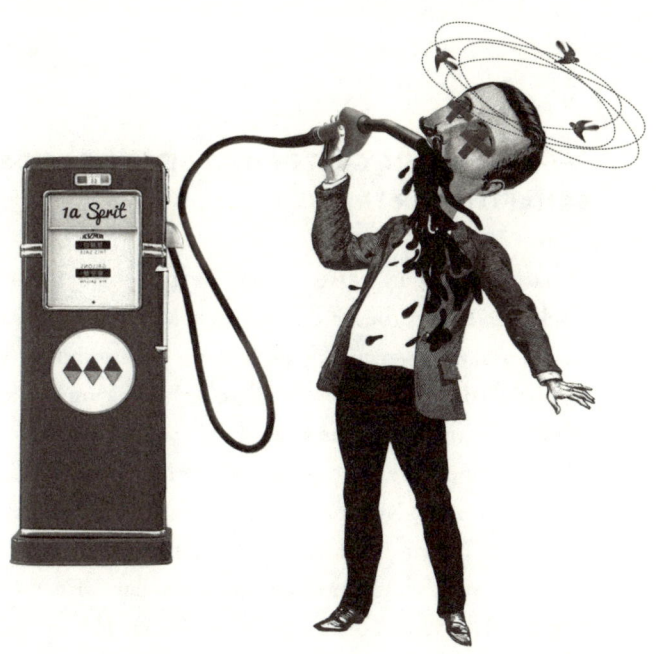

Da Berufsjugendliche immer und überall dabei sein wollen, brauchen Sie gute drei Gramm Vitamin C plus sämtliche B-Vitamine als Energiequelle. Weil sich in den Augen zuallererst Müdigkeit und Alter zeigen, nehmen Sie dreimal täglich Augentrost. Und weil es kaum einen lächerlicheren und jämmerlicheren Anblick gibt als einen alternden, bis zur Erschöpfung betrunkenen [oder tief schlummernden, wenn Sie es so nennen wollen] Feierwilligen im Nachtclub, halten Sie sich auch an die Trinkerrationen vor, während und nach dem Zechen. Gerade das »während« und »nach« könnte wichtig werden, wenn Ihr jungenhaft/mädchenhaft gutes Aussehen Ihnen Erfolg beschert hat.

—— GATTINNEN, GATTEN UND GELIEBTE LEIDEN-SCHAFTLICHER TRINKER ——

»In guten wie in schlechten Zeiten« haben Sie gelobt, doch mit einem dieser charmanten Miststücke zusammenzuleben kann anstrengen, auch wenn es zumindest nie langweilig wird. Achten Sie vor allem auf sich – nur so kommen Sie lebend aus der Sache raus.

Nehmen Sie extragroße Rationen Vitamin C, außerdem Vitamin-B-Komplex und zusätzlich Vitamin B_6, damit die Sorge Ihrem Aussehen nicht schadet. Nehmen Sie täglich ein Multivitaminpräparat, damit der Mineralhaushalt stimmt. Das alles zusammen wird Ihnen helfen, sich nicht provozieren zu lassen, wenn der gefürchtete Trinkerpartner nach Hause kommt und Streit sucht, und Ihnen Energie verleihen, wenn selbiger ausgehen und feiern will.

Legen Sie einen Vorratsschrank voller Vitamine an, für die Momente der Reue oder Vernunft, und jubeln Sie dem Trinker heimlich so viel gesunde Lebensmittel wie möglich unter. Mineralwasser im Kühlschrank wird gern getrunken, Weizenkleie im Schmortopf wird unbemerkt verzehrt werden.

Kaufen Sie dieses Buch und lassen Sie den Trinker erkennen, dass er mit einer/einem Heiligen zusammenlebt.

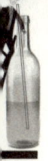

— RAUCHER —

Vor allem müssen Sie darauf achten, genug Vitamin C für den Ausgleich des täglichen Zigarettenkonsums zu sich zu nehmen – eine Zigarette raubt dem Körper 25 mg Vitamin C, so viel, wie eine Apfelsine enthält, eine Schachtel mit zwanzig Zigaretten verbraucht also 500 mg. Sie benötigen mindestens ein Gramm am Tag, auch mehr, wenn Sie zusätzlich *noch mal kurz Zigaretten holen gehen* wollen.

Natürlich steht es mir nicht zu, jemandem vorschreiben zu wollen, welche Zigaretten er oder sie rauchen sollte, doch die derzeit auf den Markt kommenden Aufsteckfilter halten offenbar eine Menge Dreck von der Lunge fern, also lohnt es sich durchaus, darüber nachzudenken. Eine Zehnerpackung reicht für etwa drei Schachteln Zigaretten und kostet so viel wie eine.

Außerdem ist ein neues Produkt entwickelt worden, das unser Lungengewebe schützen soll – vor allem vor dem großen Schreckgespenst Lungenkrebs. Es heißt Beta-Carotin, ist dem Vitamin A verwandt und soll die Lunge gegen den Ansturm karzinogener Stoffe wappnen. Ein Monatsvorrat kostet etwas mehr als drei Schachteln Zigaretten. Sollte die Tabaksteuer weiter steigen, werden die Tabletten Ihnen noch billiger erscheinen, wenn Sie verstehen, was ich meine.

—— POLITIKER ——

Es wäre ein sicherlich unschätzbarer Dienst am Landeswohl, würde eine der angeblich zehn Bars im Parlamentsgebäude in ein Reformhaus umgewandelt; dann könnten sie alle Ginseng schlucken, damit sie bei den wichtigen Debatten nicht einschlafen. Außerdem sollten alle Parlamentarier Vitamin B in großer Dosierung schlucken, nicht so sehr wegen der Arbeitsbelastung, sondern weil das ständige Beleidigen und Beleidigtwerden Stress bedeutet. Außerdem natürlich Unmengen Vitamin C, um die Stunden durchzustehen, in denen man die Flure der Macht auf der Suche nach einer der vielen Bars abläuft. Und wenn nur die Hälfte der Skandalgerüchte zutrifft, sollten viele von ihnen auch Vitamin E nehmen, um den heimlichen Energieverbrauch auszugleichen.

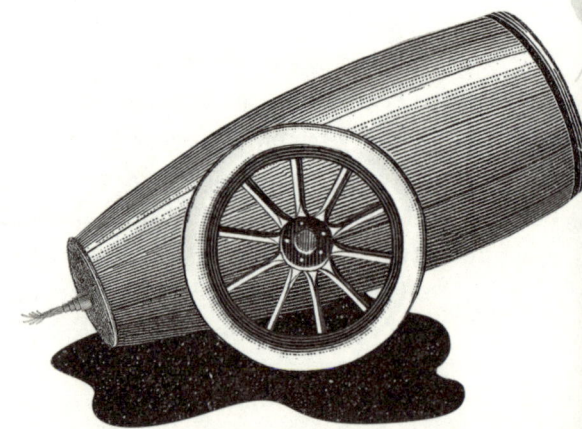

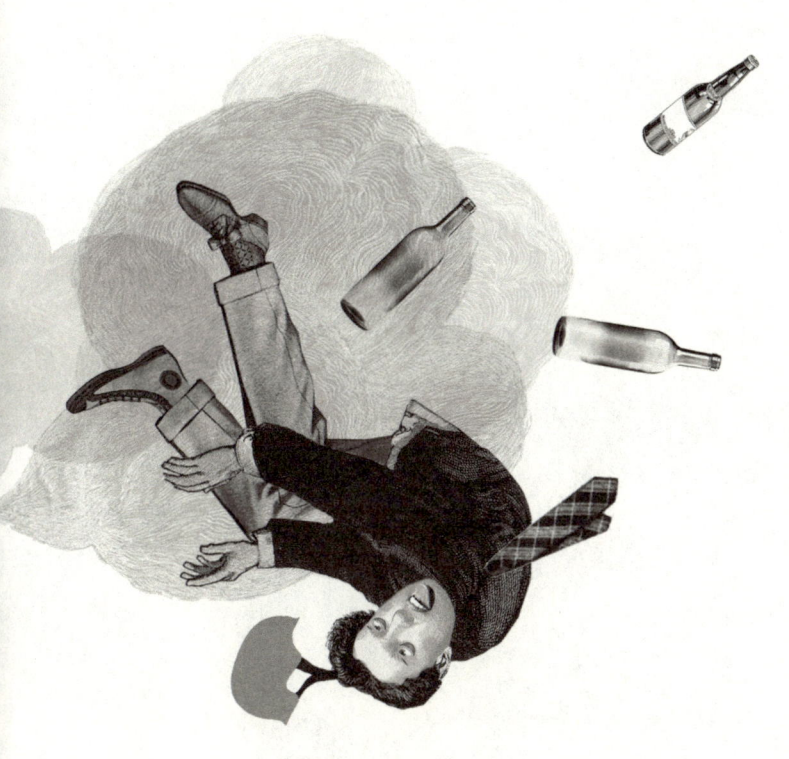

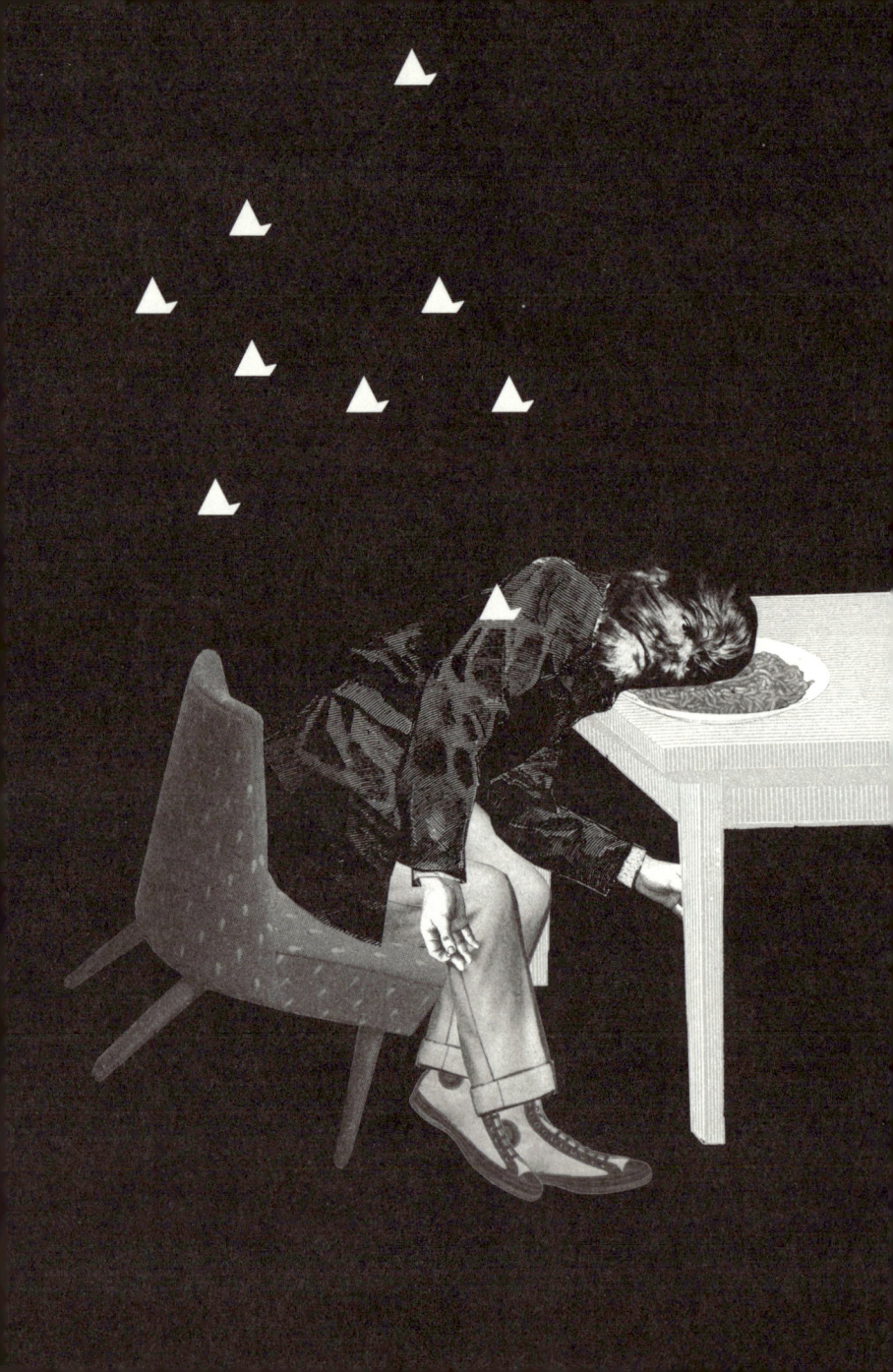

ERNTEDANKFEST

Abgesehen von Alkohol und Vitaminen brauchen Sie zum Überleben noch eine weitere Kleinigkeit. Man nennt sie Nahrung. Der durchschnittliche trinkende Mensch kann zwar bei Lokalrunden übermäßig großzügig sein, trennt sich jedoch oft nur ungern von seinem Kleingeld, wenn es um etwas so Alltägliches wie Lebensmittel geht. Ein schwerer Fehler, gebe ich zu, der sich jedoch mit ein wenig Kompromissbereitschaft korrigieren lässt. Nichts ist schließlich deprimierender, als spät nachts schwer betankt und heißhungrig heimzukehren und in der Speisekammer nichts als einen harten oder schimmligen Knust und im Kühlschrank bloß eine Tomate von zweifelhaftem Äußerem vorzufinden.

Derlei ereignet sich meist in zügellosen Lebensphasen, in denen man sich gleichermaßen hemmungslos gehen wie verkommen lässt. Dann wird es zweifelsohne Zeit für ein paar Tage echter Reue und Willenskraft. Fangen Sie damit an, ihre Hosen- oder Handtaschen umzudrehen, wobei Sie sicherlich eine Vielzahl von Münzen finden werden, das Wechselgeld für die Scheine, die so schwungvoll über den Tresen geflattert sind. Der Trinkergeist wird rasch ausrechnen, wie viele Getränke er davon kaufen könnte, auch wenn der Trinkerkörper protestiert, dass er jetzt nichts dringlicher braucht als Futter.

Und hier ist nun der Kompromiss vonnöten. Wie alle Geniestreiche ist auch dieser ganz einfach. Sie kaufen nur Lebensmittel, die Ihnen wirklich guttun. Verschwenden Sie kein wertvolles Thekengeld auf Müll wie Dosengemüse, Instant-Irgendwas oder Löschpapier, das sich als Brot ausgibt. Wenn Sie schon gezwungen sind, Geld auszugeben, dann sollten Sie auch etwas Wertvolles dafür bekommen.

Der Gang zum Laden wird wahrscheinlich die reinste Hölle – aber das wäre der Gang zum Pub genauso. Es wird etwas weniger schlimm, wenn Sie eine ungefähre Vorstellung von Ihren Bedürfnissen haben, darum habe ich hier einige Richtlinien niedergelegt. Wenn ich recht darüber nachdenke, könnten Sie eigentlich gleich die Scheckkarte einstecken und alles auf einen Streich erledigen. Zurück können Sie schließlich auch ein Taxi nehmen, es beim Ausladen warten lassen und dann gleich damit in den Pub weiterfahren, für einen kleinen Aufwärmdrink; immerhin haben Sie jetzt Vorräte zu Hause.

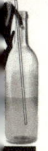

Wie viele Geschäfte Sie aufsuchen müssen, hängt natürlich davon ab, in was für einer Gegend Sie wohnen; wenn Sie Glück und einen gut sortierten Supermarkt zur Hand haben, ist das Leben um vieles einfacher. Wenn Sie jedoch zum Bäcker, zum Metzger und wer weiß wohin noch müssen, dann gehen Sie zuallererst in die Apotheke und besorgen sich Vitamin B. In diesem Zustand sollten Sie nicht wählerisch sein: werfen Sie sich die Bierhefe mit der Hand ein, wenn es nichts anderes gibt [und werden Sie nicht sentimental des Namens wegen], oder nehmen Sie die doppelte Dosis der verfügbaren Sorte Vitamin-B-Komplex. Das wird Ihnen Stütze und Stab sein, wenn die Frau vor Ihnen in der Schlange sich nicht entscheiden kann, ob sie ein halbes Pfund Lammzunge oder Stierhoden will. Versuchen Sie Geduld zu bewahren, bis Sie Ihr Pfund Hack und Ihre Würstchen bekommen haben, denn die werden Ihnen später das Leben retten. Das Piepen und Klingeln der Registrierkasse wird Ihren Schädel quälen, aber heute ist der Tag der Willenskraft, erinnern Sie sich?

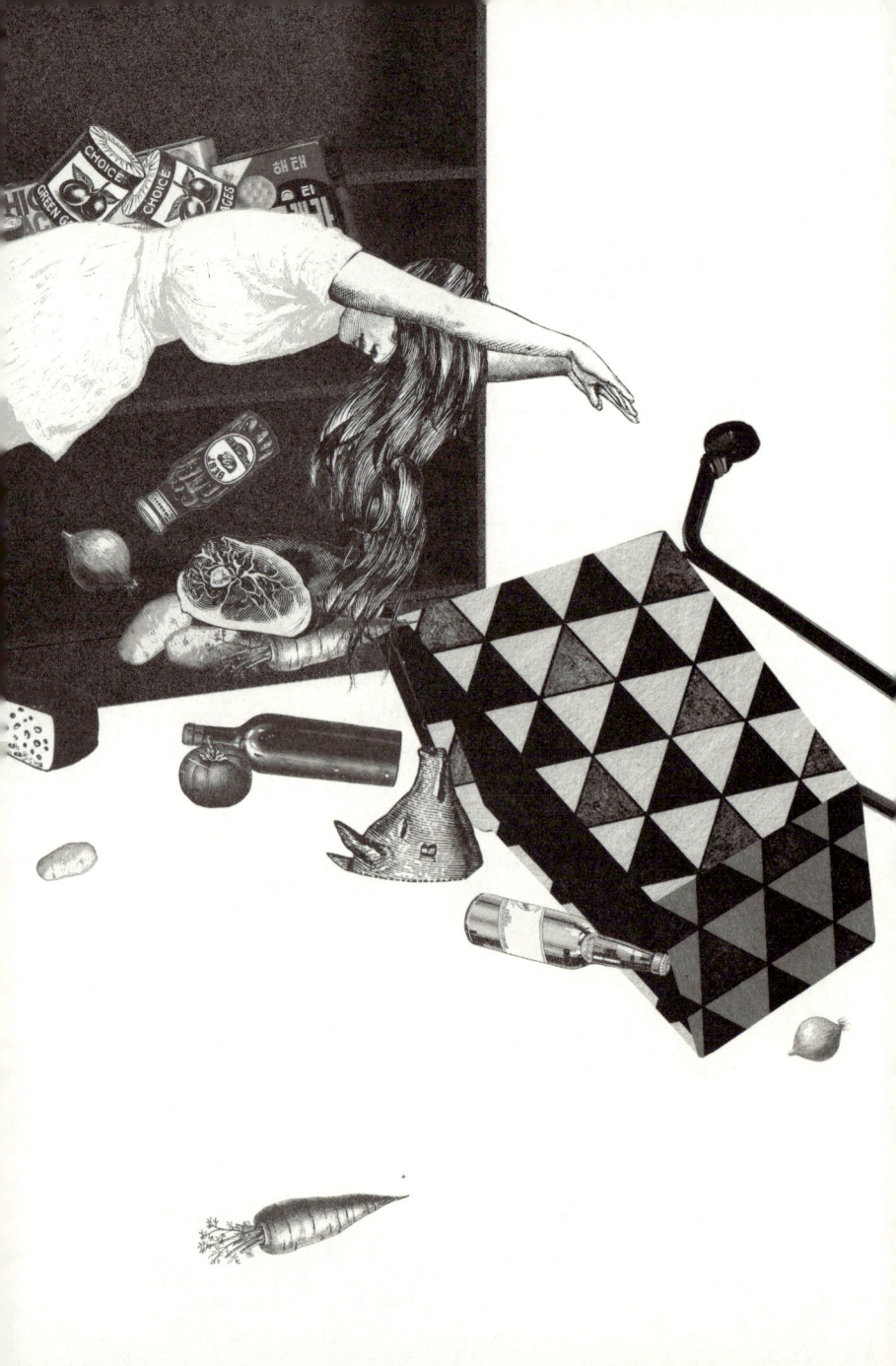

Und nun wollen wir uns auf die inhaltlichen Grundlagen ihres Vorratsschranks konzentrieren.

— BROT —

Nicht umsonst wird im Vaterunser um das tägliche Brot gebetet, auch wenn einiges von dem Zeug, was heute als Brot verkauft wird, eher Fluch als Segen ist. Vollkornbrot sollten Sie kaufen. Vollkornbrot enthält die Vitamine B_1 und B_6; es ist gut für die Nerven, beruhigt zitternde Hände und hilft ganz allgemein bei der Konzentration. Außerdem enthält es natürliches Vitamin E, das gegen Müdigkeit und hohen Cholesterinspiegel hilft, und lebenserhaltende Mineralstoffe. Nicht jedes dunkle Brot ist notwendigerweise aus Vollkorn, schauen Sie also aufs Etikett, wenn Sie im Supermarkt kaufen, oder fragen Sie beim Bäcker nach. Mehrkornbrot ist lecker, aber nicht immer aus Vollkornmehl gebacken, das außerdem am besten in der Steinmühle gemahlen sein sollte. Und wenn Sie schon dabei sind, sollten Sie sich auch das Beste gönnen. Mit geschnittenem Toastbrot geben Sie sich gar nicht erst ab, wenn Sie kein Nährstoffverbrechen begehen wollen.

—— KLEIE ——

Das klingt vielleicht nach einem Trendprodukt, weil alle ständig von wertvollen Ballaststoffen reden, doch tatsächlich ist es eine verdammt billige Methode, seinem Körper etwas Gutes zu tun. Ein paar Esslöffel am Tag halten Sie vom Wartezimmer fern. Sie bekommen Kleie im Reformhaus oder im Drogeriemarkt und können sie überall verwenden – in Eintöpfe, Geflügelfüllungen, Hamburger mischen, über Frühstücksflocken oder Suppen streuen [sogar Dosensuppen], unter Spaghettisoßen rühren oder den Bratfisch damit panieren.

Kleie enthält die Vitamine B und E, und indem sie den Darm gesund hält, dient sie der Gesundheit des ganzen Körpers. Es heißt außerdem, Kleie sei ein positiver Faktor bei der Verhinderung von Herzerkrankungen und Darmkrebs. Für den leidenschaftlichen Trinker ist sie einer der schmerzfreiesten Wege zu gesünderem Leben. Ein Monatsvorrat kostet nur wenig mehr als ein alkoholfreier Cocktail. Kaufen Sie Kleie.

—— LINSEN ——

Sehr, sehr nützliche kleine Schatzkästlein. Ganz egal, welche Sorte Sie kaufen, sie stecken alle voller Proteine [das Zeug,

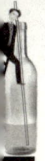

von dem Sie so groß und stark werden wie Ihre Mama], Mineralstoffe und Vitamine. Um eine kräftigende und leicht zu schluckende Mahlzeit zuzubereiten, müssen Sie die Linsen bloß eine halbe Stunde oder einen halben Tag einweichen, je nachdem, wie Ihr persönliches Erholungsprogramm aussieht, sie dann mit viel Wasser in eine Kasserolle schütten, ein paar Knoblauchzehen dazu, eine gehackte Zwiebel und was Sie noch an Kräutern da haben. Lassen Sie das Ganze eine Stunde lang köcheln, und Sie haben ein behagliches Essen, das ihren Körper wohlgenährt von innen leuchten lässt; wenn Sie noch Kleie darüberschütten, wird es richtig wertvoll. Kochen Sie genug, dass Sie noch etwas im Kühlschrank behalten, um darauf zurückzukommen. Sie können auch noch ein Päckchen Tiefkühlgemüse dazugeben, um die Sache aufzupeppen.

Es heißt, wenn man rohe Linsen ein paar Tage auf einem Teller mit kaltem Wasser keimen lässt, bekommt man sehr nährstoffreiche Sprossen [ungefähr so wie mit den Senfsamen im Sachkundeunterricht], die einem, wenn man sie roh kaut, die Vitamine B, E, C und A liefern. Warum nicht? Bohnensprossen, wie man sie in der chinesischen Küche findet, sind reich an Vitamin C. Im Reformhaus bekommen Sie auch eine Auswahl von Sprossensaat, darunter die üblichen Wunderheiler – Alfalfa, Sonnenblumensamen und Fenchel. Wenn Sie dann drei Tage lang nicht nach Hause kommen, wartet jedenfalls am Ende dort etwas Frisches und Gesundes auf Sie.

—— HONIG ——

Auch immer gut im Haus zu haben und leicht zu sich zu nehmen, und sei es nur in der morgendlichen Tasse Tee. Offenbar hat er eine Million heilender und beruhigender Eigenschaften. Ist Ihr Hals rau von zu vielen Zigaretten oder zu viel zu lautem Gerede am Abend zuvor, wirkt ein Teelöffel pur oder in etwas warmem Wasser Wunder. Sind Sie überarbeitet, bringt Ihnen ein Löffel in einer Tasse warmer Milch am Abend sowohl wichtiges Calcium als auch den verdienten Schlaf. Paradoxerweise ist Honig auch eine sofort wirksame Energiequelle und als solche viel gesünder als eine Tafel Schokolade.

—— NÜSSE ——

Klingt wieder nach einer albernen Idee, aber die Dinger stecken voller Eiweiß, Vitamin A und B sowie Mineralstoffe, darum sollte ein Hunger leidender Trinker sie immer zur Hand haben oder sich jedenfalls beim Cocktailtrinken damit vollstopfen. Sind sie allerdings gesalzen, machen sie nur durstiger, und wir wissen ja alle, wohin das führt. Andererseits immer noch nahrhafter als Dosenbohnen auf Toast.

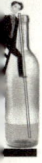

—— JOGHURT ——

Ausgesprochen gut fürs Innenleben. Was reingeht, muss auch wieder raus, nicht wahr, und da schadet es nicht, wenn es Ihnen auf seinem natürlichen Weg noch etwas Gutes tut. Joghurt hindert schädliche Bakterien daran, sich unbefugt einzunisten, und soll auch dafür verantwortlich sein, dass die Menschen in Georgien, Russland und im ländlichen Bulgarien so ungeheuer alt werden. Kein besonders angenehmer Gedanke für einen skandalträchtigen Bewohner der westlichen Welt [wir würden dort wahrscheinlich 120 Jahre im Gefängnis verbringen], aber als Beigabe zum Chili con Carne oder als Zutat im pürierten Frühstück kann Joghurt Ihren Verdauungsorganen eine echte Wohltat sein.

—— BRATÖL ——

Wenn Ihr Körper morgens nur durch die Aussicht auf ein solides englisches Frühstück auf die Beine zu kriegen ist, dann achten Sie wenigstens darauf, ein Pflanzenöl zum Braten zu nehmen, zum Beispiel MAISKEIMÖL oder andere Öle mit hohem Anteil an mehrfach ungesättigten Fettsäuren wie DISTELÖL, ERDNUSSÖL oder SESAMÖL. Auch hier lohnt es sich wieder, auf den Cholesterinspiegel zu schauen. Tierische Fette sind es, die Ihnen schaden können, also passen Sie auf.

—— BOHNEN ——

Ja sicher, sie haben keinen guten Ruf ... aber nicht einmal der hartgesottenste Gesundheitsfanatiker kann den Nährwert einer Dose BAKED BEANS abstreiten. Sie enthalten Eiweiß und Ballaststoffe, also legen Sie ruhig einen Vorrat an. Eine Ladung auf einer Scheibe Vollkornbrot, und schon haben Sie sich einen großen Gefallen getan. Geben Sie eine Dose zu einer selbst gemachten Gemüsesuppe aus gehackten Zwiebeln, grüner Paprika und Möhren, und Sie können fast das Abendessen auslassen, solange sie Ihre anderen Vitamine einnehmen. Bohnen in jeder Form sind echtes Rotkreuz-Essen. Halten Sie immer ein paar Sojaprodukte vor. Die sehen zwar oft ein bisschen nach Hundefutter aus, aber im Verhältnis zum Gewicht hat die Sojabohne doppelt so viel Protein wie ein Steak, gibt man sie also einer Cottage Pie hinzu, bekommt der Körper die natürliche energiespendende Nahrung, nach der er verlangt hat. ROTE KIDNEYBOHNEN haben ebenfalls reichlich Ballaststoffe für jene Tage, an denen man der Welt lieber nicht ins Antlitz schauen möchte. Sie sind Grundlage für Chili con Carne, auch so ein Gericht, das für wenig Geld reichlich Nährwert bietet.

KIDNEYBOHNEN weisen die gleichen Vorzüge auf wie ihre Verwandten – Vitamine, Mineralien, Protein und Ballaststoffe –, haben jedoch einen schmerzhaften Nachteil: Sie sind sehr hart und machen daher ungeheuren Lärm, wenn

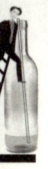

man sie aus der Packung in die Schüssel zum Einweichen schüttet. Dieses Problem für Menschen, die am Vormittag so geräuschempfindlich sind, dass schon eine raschelnde Tüllgardine sie so traumatisiert wie ein Überfall auf offener Straße, habe ich jedoch auf einfach Weise gelöst: Ich gieße zuerst das Wasser in die Schüssel. Dann gleiten die Bohnen still und brav hinterher und schwellen lautlos an, bis man sie ohne Gnade fünfzehn Minuten lang kocht. Nehmen Sie einen ausreichend großen Kochtopf, sodass Sie währenddessen die Küche verlassen können. Wenn Sie die Bohnen nicht lange genug kochen, sorgen die darin enthaltenen Enzyme dafür, dass *Ihr Körper* die lauten Geräusche macht, die Sie beim Zubereiten so sorgsam vermieden haben. Wenn Sie sich danach auf die Straße wagen, muss schon eine ganze Lastwagenflotte ständig die Gänge wechseln, um Ihre Schande zu verbergen.

Wenn Sie diese Vorsichtsmaßnahmen beachtet haben, müssen Sie für eine Wochenration anständiger Nahrung nur noch Zwiebeln, grüne Paprika und das erwähnte Pfund Hack mit zwei Teelöffeln Chilipulver in Pflanzenöl anbraten und dann eine kleine Dose Tomatenmark zugeben. Einen guten halben Liter Wasser und die Bohnen dazu, den unvermeidlichen Knoblauch und Gewürze, und dann in den Backofen damit, bis Sie sich stark genug fühlen, das Ganze wieder herauszuholen. Ich nehme natürlich an, dass Sie nicht zum ersten Mal kochen; lassen Sie also den Backofen auf kleiner

Stufe an, wenn Sie sich überlegen, nur kurz für einen raschen Drink nach draußen zu huschen. Und wenn ein lang erhoffter Freund oder Feind wieder auftaucht, dann wird die späte Mahlzeit Ihnen auch morgens um vier noch guttun.

—— KÖRNER ——

Zu guter Letzt: Versuchen Sie, immer kleine Päckchen Sonnenblumensamen, Kürbiskerne und Sesamkörner im Regal zu haben. Ich weiß, jetzt könnte man meinen, ich sei absolut und komplett übergeschnappt, aber die sind unglaublich gesund und noch dazu sehr lecker. In einer kleinen Schüssel zusammengemischt und geknabbert, während Sie sich an einem dieser Schreckenstage irgendeinen alten Mist im Fernsehen anschauen: die perfekte Art, Eiweiß, lebenswichtige Mineralstoffe und die Vitamine A, B, C, E aufzustocken. Und sie machen nicht mal halb so viel Lärm wie Chips.

—— WEITERE LOHNENDE VORRÄTE ——

* Knäckebrot, falls Ihnen mal das Brot ausgeht.
* Erdnussbutter wegen der B-Vitamine und Mineralien.
* Milchpulver, ohne Grund, ist einfach nützlich.
* Thunfisch enthält Selen, ein Mineral, das Männern ver-

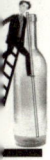

loren geht, wenn sie es die ganze Nacht getan haben. Wenn Sie also einen prahlenden Sexprotz sehen, der dabei ein Thunfisch-Sandwich isst, dann spricht er womöglich die Wahrheit.

* SARDINEN und LACHS sind gut für Zähne, Knochen und Kreislauf.
* EIER enthalten viel Eisen, die Vitamine A, B_1, B_2, B_{12} und E. Kein Wunder, dass wir alle am Morgen danach so gern dazu greifen.
* Im KÄSE steckt Calcium für starke Zähne und Knochen, außerdem die Vitamine B_2 und B_{12}.
* BUTTER wegen des Vitamins D.
* MARGARINE wegen der Vitamine A und D.
* ROSINEN wegen Vitamin B und Fruchtzucker.
* MARMITE wegen des Vitamins B, als Aufstrich auf Vollkorntoast oder zum Würzen von Suppen.

Sie werden dieser Liste sicher weitere persönlich Favoriten hinzufügen, aber versuchen Sie, nicht zu viel Geld für gehaltloses Essen zu vergeuden. Ein paar Packungen Tütensuppe, die Sie dann mit Kleie aufbessern, können jedoch ganz nützlich sein, wenn man an nicht so schlimmen Abenden einen nahrhaften Nachthappen braucht.

Besorgen Sie sich außerdem Frischhaltefolie und Alufolie, und schon haben Sie die Überlebensausrüstung beisammen und können weiter hart arbeiten und hart feiern.

Jetzt brauchen Sie noch frische Ware vom Gemüsehändler oder vom Markt.

KARTOFFELN, die köstlichen und tröstlichen Knollen, zum Kochen oder Backen im Ofen [Braten oder Frittieren zerstört ihre Vitamine]. Da ihr Vorrat an Vitamin C direkt unter der Schale sitzt, ist es absolut tödlich, sie zu schälen. Besorgen Sie sich so einen Topfreiniger und schrubben Sie die Kartoffeln damit ab, geht fast von allein. Kaufen sie jede Woche frische Kartoffeln und bewahren Sie sie in Zeitungen gewickelt oder in einer braunen Papiertüte auf; sind sie dem Licht ausgesetzt, werden ihre Vitamine zerstört.

ZWIEBELN sind wiederum reich an Selen, gönnen Sie sich also eine Zwiebelsuppe, wenn das Liebesleben zu erschöpfend wird. Ob die Franzosen sie deshalb so gern essen? Eingelegte Zwiebeln erzielen nicht die gleiche Wirkung, weder vorher noch nachher; das liegt nicht am Mundgeruch, den sie erzeugen, sondern am Herstellungsprozess, der das wertvolle Selen vernichtet.

KNOBLAUCH: Ich bin der Ansicht, wer Knoblauchausdünstungen bei anderen Menschen nicht ertragen kann, ist kein passender Gefährte für den leidenschaftlichen Trinker. Abgesehen jedoch von Schnecken in Knoblauchbutter ist es bei keinem Gericht nötig, dass die Knolle sich heftig aufspielt und Ihr Gegenüber einen halben Meter zurückprallen lässt. Gepresst in einem Eintopf mit Möhren und Petersilie, schenkt er Ihnen sein ganzes Aroma plus die Vitamine B und C, und Ihr Blut wird vom *Russischen Penicillin* gereinigt, wie man ihn im Osten gern nennt.

KOHL trägt zu Recht den Namen »*des Trinkers Freund*«, denn sein Kaliumgehalt ist genau das, was Sie an einem vollkommen lethargischen und schwächlichen Tag brauchen. Kalium sammelt den Schmutz ein und lenkt den Sauerstoff auf höchst effiziente Weise ins Hirn. Klein geschnitten und drei bis vier Minuten in wenig Wasser gedünstet, dann ein wenig Butter, Pfeffer und Salz dazu, das bringt selbst die auf die Beine, die lieber sterben als essen wollen. Oder Sie gießen mehr Wasser hinzu, werfen einen Würfel Hühnerbrühe hinein und machen eine Suppe daraus; die Wirkung ist dieselbe, Sie bekommen Vitamin C und den Nervenbalsam Vitamin B.

GRÜNE PAPRIKA sind randvoll mit Vitamin C.

Ebenso TOMATEN.

BROKKOLI wiederum ist eine tolle Selen-Quelle.

Alle Arten BLATTSALAT enthalten Vitamin C, Calcium und Kalium.

ZITRUSFRÜCHTE versorgen Sie natürlich mit Vitamin C, aber auch mit Kalium.

HONIGMELONE weist einen hohen Anteil an den Vitaminen A, B_6 und C auf. Auch hierin steckt viel Kalium sowie viele andere Mineralstoffe.

PFIRSICHE und APRIKOSEN haben jede Menge Eisen.

Auch BANANEN bieten sehr viel Kalium – wahrscheinlich sind sie darum so gut fürs Frühstück geeignet. Stecken Sie zwei Esslöffel Kleie, eine Banane, einen Becher Naturjoghurt und einen Teelöffel Honig in einen Mixer und spülen Sie damit Ihre Vitaminrationen hinunter. Wenn Sie eine lange Reise vor sich haben und nicht mit einem anständigen Mittagessen rechnen können, geben Sie noch zwei Esslöffel Proteinpulver hinzu; das bekommen Sie in Drogerieketten oder auch in Reformhäusern.

Es ist eine Tatsache, dass FISCH, LEBER und NIEREN wertvolle Nahrungsmittel sind – nicht von der Hand zu weisen ist aber auch, dass sie nicht so leicht in guter Qualität zu bekommen und zuzubereiten sind, also versuchen Sie, beim Essen in Restaurants Gerichte zu bestellen, die sie enthalten. Sie haben einen hohen Anteil an allen B-Vitaminen, vor allem B_{12}. Was Sie auf jeden Fall brauchen, sind verschiedene Sorten Fleisch für eine ausgewogene Eiweißzufuhr.

Intelligente Vegetarier werden keiner Ratschläge von mir bedürfen, wie sie ihre Ernährung ergänzen können.

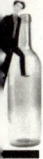

—— WASSER ——

W. C. Fields hatte allerhand Unfreundliches übers Wasser zu sagen (»*Die Fische ficken darin*«), doch es lässt sich nicht leugnen, dass wir es zum Überleben brauchen. Mehr als die Hälfte unseres Körpergewichts ist Wasser, und es ist lebenswichtig, um unser Innenleben in Bewegung zu halten. Jeder Mensch braucht täglich sechs bis acht Gläser – was wir hineinschütten, ist allerdings unsere Sache. Wegen der dehydrierenden Wirkung müssen wir, sollten wir uns für die alkoholische Flüssigkeitszufuhr entscheiden, womöglich noch mehr davon aufnehmen, wir könnten also entweder mehr Wasser in den Whisky schütten oder – auch keine schlechte Idee – ab und zu mal ein Glas unverdünnten Stoff trinken [Wasser meine ich], um den Nieren die Arbeit zu erleichtern. Man würde ja auch seine Toilette nicht verstopfen lassen, oder?

Mineralwässer sind keine Bauernfängerei. Sie sind sehr gesund und voller wertvoller Inhaltsstoffe, außerdem wird ihre Abfüllung im Ursprungsland genauestens überwacht. Vom üblichen Leitungswasser sind sie so weit entfernt wie der Sünder vom Heiligen. Qualität und Geschmack fallen unterschiedlich aus, doch haben sie alle den Zweck, das gesamte Verdauungssystem und vor allem die Nieren zu spülen und zu säubern. Viele sind nur in ihrem Herkunftsland erhältlich; hier folgt eine Liste der Sorten, die auch in unseren Breiten bekannt sind.

87

Evian kommt aus den französischen Alpen, aus Hochsavoyen, die Quelle speist sich aus Regen- und Schmelzwasser des Hochgebirges. Ein stilles Wasser von großer Reinheit, hervorragend pur zu trinken, wenn der Körper wegen zu viel von allem rebelliert, und eine Wohltat für die Nieren. Außerdem die perfekte Ergänzung für guten Whisky, denn es verlängert, ohne sich geschmacklich einzumischen.

Perrier ist von Natur aus stark kohlensäurehaltig und wirkt beim dehydrierten Körper und Hirn wahre Wunder, so belebend wie eine innere Dusche. Es befördert auch die Verdauung im Allgemeinen, vor allem bei jenen, die zum Übergeben neigen. Branntweintrinker, die ihren Stoff gern pur nehmen, sollten den Magen gelegentlich mit Perrier ausspülen, um Entzündungen zu vermeiden, die letztlich zu alkoholbedingter Gastritis führen können. Weitere Vorteile: Es gilt selbst unter ernsthaften Trinkern als gesellschaftlich akzeptiertes Getränk und eilt so rasch durchs Verdauungssystem, dass die Abfälle von gestern zügig entsorgt werden.

Vichy ist ein leicht sprudelndes Wasser mit etwas salzigem Geschmack, sehr gut für die Leber, vor allem nach einem Rotweintag, wenn man sich ein wenig schwer fühlt; das liegt an den Harzen im Wein, die langsamer abgebaut werden. Vichy ist außerdem ein Antazidum, hilft also gegen Sodbrennen.

VITTEL — ein stilles Wasser, das die Nierentätigkeit anregt und außerdem besonders empfehlenswert für Rheumatiker, Arthritis- und Gichtpatienten ist.

—— Aus Italien ——

SAN PELLEGRINO sprudelt leicht und ist mit zusätzlicher Kohlensäure versetzt. Auch dieses Wasser ist sehr erfrischend und gut für die Nieren, wird vor allem bei Blasenentzündung empfohlen, die oft genug aus zu viel Alkohol und zu wenigen Vitaminen resultiert. Soll auch gegen Gicht und Ekzeme helfen.

—— Aus Deutschland ——

APOLLINARIS — ein ziemlich salziges und stark sprudelndes Tafelwasser voller natürlicher Mineralien, alle sehr gesundheitsfördernd.

—— Aus Grossbritannien ——

Die Supermarktkette SAINSBURY'S füllt an einer Quelle in Shropshire ein eigenes Mineralwasser ab. Selbstverständlich wird die Reinheit garantiert.

ASHE PARK WATER stammt aus einer natürlichen Quelle in Hampshire und ist in Reformhäusern erhältlich.

Highland Spring Water sprudelt aus einer Quelle im Vorgebirge der Ochil Mountains in Perthshire, Schottland; man bekommt es als stilles Wasser und mit Kohlensäure.

—— AUSWÄRTS ESSEN ——

Auswärts essen zu gehen kann Freude oder Ärger bedeuten, was ebenso von den Umständen wie von der Qualität des Restaurants abhängt. Geschäftsessen können schrecklich sein, wenn die Verdauungssäfte wegen übergroßer Nervosität versiegen; besonders sensible Naturen [und das sind wir, meine Lieben] beugen oft vor, indem sie sich am Abend vorher zuschütten, vor allem, wenn von diesem Termin ihre Zukunft abhängt. Am nächsten Tag kostet es dann Mühe, den traurigen Zustand zu verbergen, außerdem wird man sich seiner Konzentrationsschwäche bewusst [man hat alles vergessen, was man sagen wollte und am vorigen Abend einstudiert hat], und das führt zu ungewohnter Unbeholfenheit und heuchlerischer Gefallsucht.

Natürlich hätten Sie in einem solchen Fall Vitamin B plus Kamille nehmen sollen, aber schon die Suche nach einem sauberen Hemd oder einer Strumpfhose und die Angst vorm Zuspätkommen haben Sie aus der Bahn geworfen. Und dann tanzt der Kellner mit der Speisekarte heran, und Sie wissen, die wird in ihren Händen flattern wie die königliche Standarte auf dem Buckingham-Palast und alles verraten.

An dieser Stelle sollten Sie wissen, was Ihnen am besten tut, ohne überhaupt einen Blick auf den erwähnten Stolperstein werfen oder nach Ihrer Brille suchen zu müssen. Ein rascher Blick zu den anderen Tischen dürfte als Hinweis ausreichen. Austern sollten wegen ihres aufbauenden Zink- und Mineralgehalts die erste Vorspeisenwahl sein, Honigmelone wegen Vitamin B_6 und Kalium die zweite; ansonsten entscheiden sie sich wegen Vitamin C und Kalium für eine halbe Pampelmuse.

Als Hauptgericht versuchen Sie es mit einer schlichten gegrillten Seezunge, Leber oder Lammkoteletts mit reichlich Gemüsebeilage; so legen Sie weiter Zink nach und bieten dem Körper weitere Mineralstoffe, die am vorigen Abend verloren gingen.

Die alkoholische Auswahl wird sicherlich Ihrem Gastgeber obliegen, doch die Bestellung einer Flasche Mineralwasser wird nicht nur Ihren rasenden Durst löschen, sondern auch verhindern, dass Sie den Wein wie Wasser in sich hineinschütten und dadurch zu schnell wieder zu siegessicher werden.

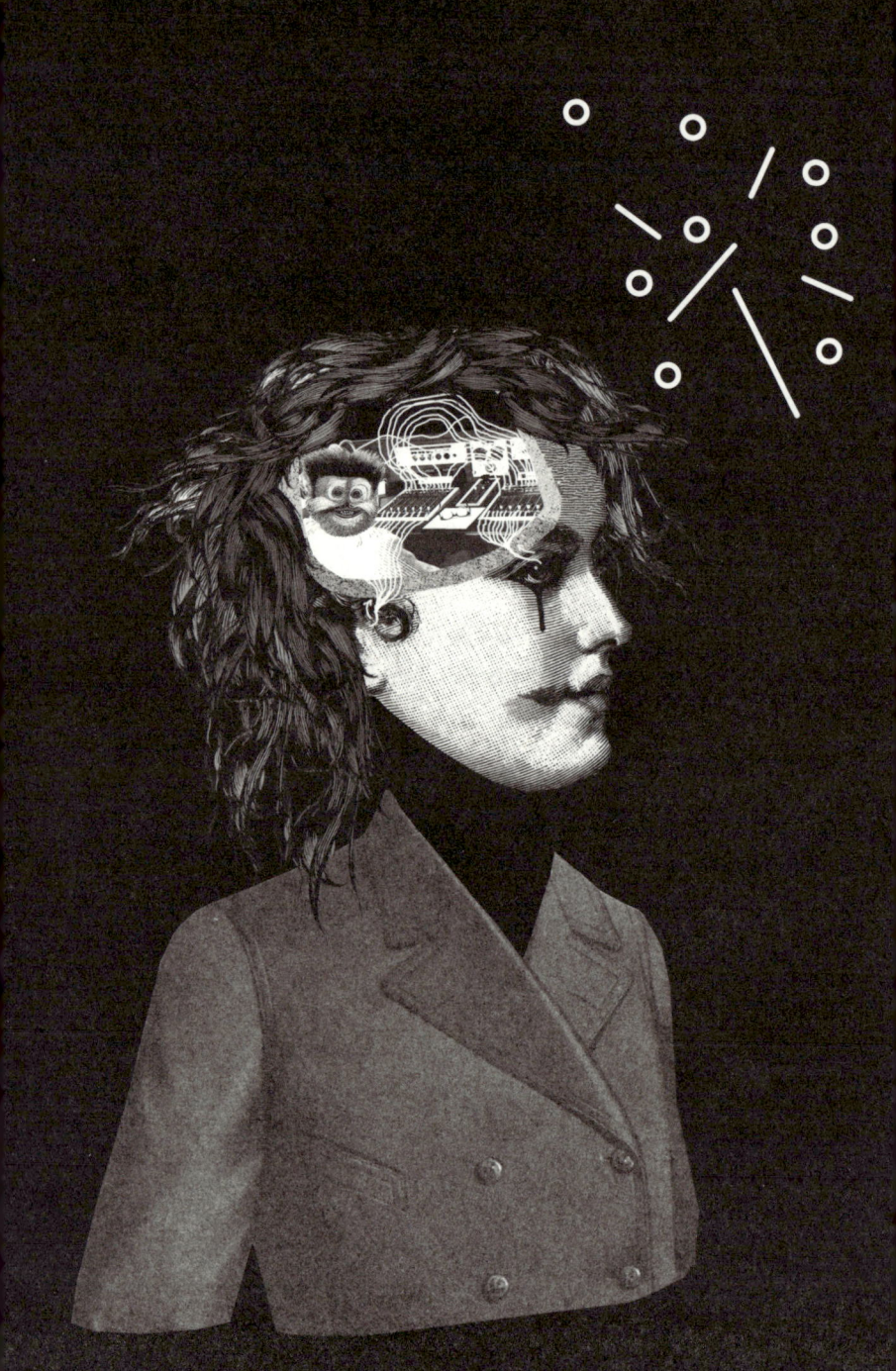

BEDROHTES PARADIES

Gern ein gutes Glas nehmen ist das eine; weit über den Durst trinken ist schon etwas anderes, und ich vermute, dass wir regelmäßigen Trinker alle gelegentlich die nervöse Befürchtung hegen, auch wir steuerten geradewegs auf die Gosse zu. Leider ist der Säufer mit der Flasche billigen Sherrys in der Hand, der einem auf der Straße entgegenschwankt oder bewusstlos quer auf dem Bürgersteig liegt, kein geeignetes Warnsignal. Wir wissen ja, so werden wir nie enden; dafür haben wir zu viel Stolz und Würde und so weiter. Wirklich? Alkohol ist eine äußerst trügerische Droge, weil sie gesellschaftlich akzeptiert ist; sogar Rauchen ist inzwischen ziemlich geächtet, und niemand würde in heiterer Runde oder gar dem Chef gegenüber zugeben, von Heroin abhängig zu sein. Die Fallstricke des Fusels müssen wir also mit dem eigenen ziemlich eingeschränkten Urteilsvermögen erkennen.

Der Begriff Alkoholiker bezeichnet inzwischen landläufig handlungsunfähige Versager, die keine Arbeit lange behalten, weil sie nicht mit Alkohol umgehen können. Folglich ist er im heimeligen Umfeld der Stammkneipe ein Tabuwort, und Verhaltensauffälligkeiten werden mit raschem Trost und gutmütiger Vergebung beantwortet. Katastrophen werden zu Scherzen, zu gern wiederholten Anekdoten, die sich ausschmücken und heroisieren lassen.

Wie sehen also die Gefahrensignale aus? Sie lassen sich in zwei soziale Kategorien einteilen.

Zur ersten gehören die Gelegenheiten, bei denen Sie sich öffentlich zum absoluten Affen gemacht haben, zum Beispiel, indem Sie bei einem schicken Essen mit dem Gesicht in der Suppe eingeschlafen sind, mit jemand Größerem und Stärkerem Streit angefangen haben, den Sie dann unbedingt vor der Tür mit einer glücklosen Rauferei zu Ende bringen mussten, oder im großen Kreis in Tränen des Selbstmitleids ausgebrochen sind. Solche Fehltritte lassen sich meistens beim ersten Drink des folgenden Tages mit einer knappen Entschuldigung weglachen.

Die zweite Kategorie ist wesentlich ernster: wenn das Saufen nämlich anfängt, die Arbeit zu beeinträchtigen. Das ist gar kein moralisches Urteil, sondern die ganz praktische Erkenntnis, dass irgendwoher das Geld kommen muss, um den gewohnten Lebensstil aufrechtzuerhalten. Aus dem Pub anrufen und so tun, als sitze man in einer fernen Stadt fest, einen Freund anrufen und ausrichten lassen, ein Onkel sei gestorben, irgendwelche Lügen auftischen, um einem Meeting aus dem Weg zu gehen, für das man sich zu viel Mut angetrunken hat – das alles sind gefährliche Abwärtsschritte.

Sich von der Sekretärin ein Alibi verschaffen zu lassen ist besonders riskant, denn die Information könnte leicht durch die Kommunikationswege des Büros sickern, wenn das zu oft vorkommt. Irgendwann werden Ihnen die Verwandten ausgehen, die Sie über die Klinge springen lassen können, ebenso die Reisekatastrophen und die anderen Ausreden; die Geduld Ihrer Arbeitgeber, Kunden, Klienten könnte irgendwann zu Ende sein.

Das ist der Augenblick, innezuhalten und sich zu prüfen. Vielleicht können Sie Ihren Job nicht ausstehen oder die täglichen Trinkrunden damit rechtfertigen, dass Sie Ihre Kontakte pflegen müssen; doch es ist auch möglich, dass Sie bloß Ihren Dauerpegel halten: Ihr Stoffwechsel ist nie mehr ganz frei von Alkohol, umso mehr, wenn Sie nicht richtig essen.

Tatsache ist, dass der Körper ungefähr eine Stunde braucht, um ein halbes Gläschen Hochprozentiges, ein halbes Glas Wein oder ein Viertelpint Bier abzubauen, die drei großen Gin als Mittagsaperitif sind also noch im Blut, wenn abends die Bars öffnen. Manche Menschen kriegen das hin – die Natur hat manche Lebern großzügiger mit Enzymen bedacht –, manche allerdings auch nicht. Manchmal merken

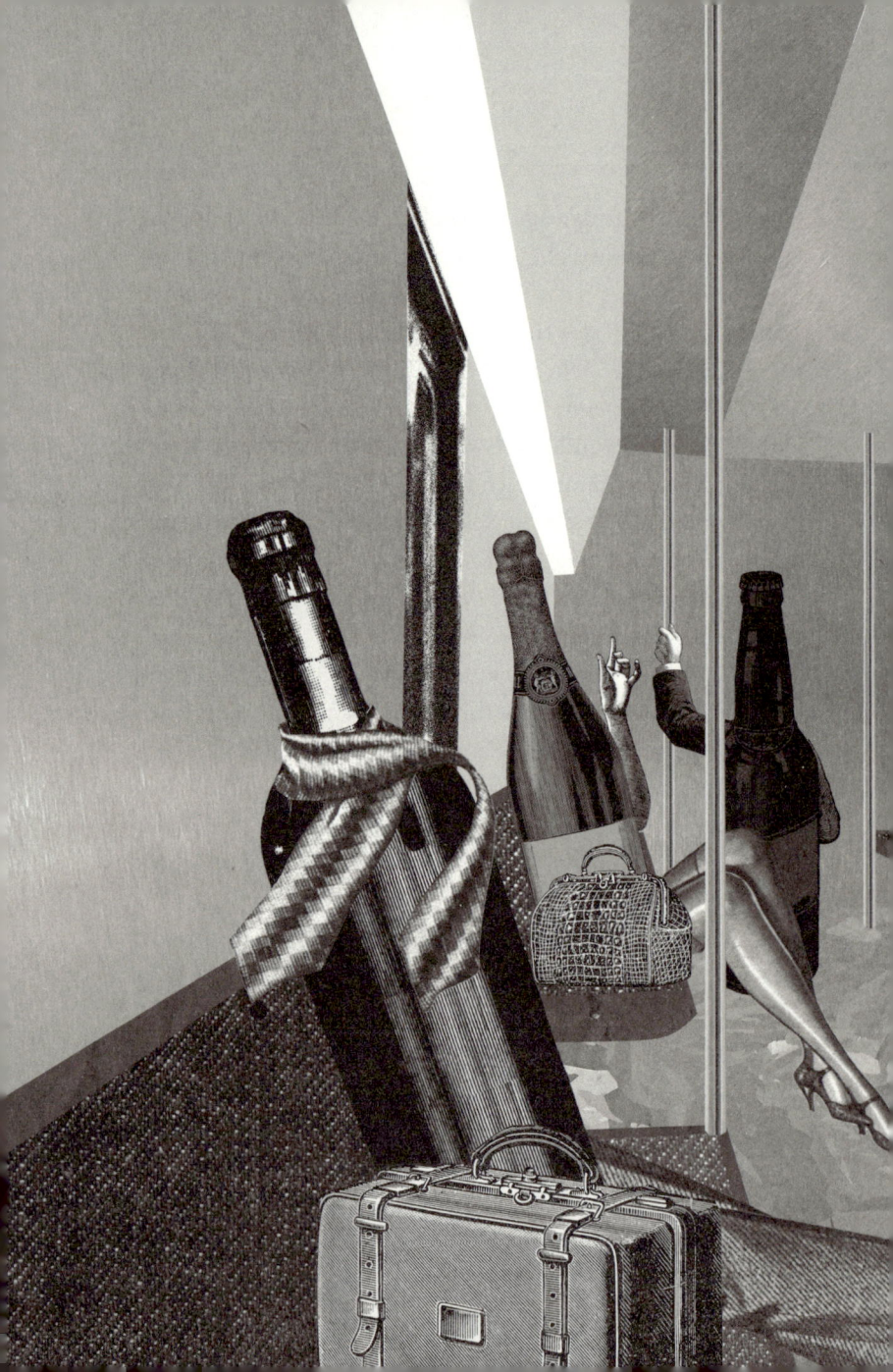

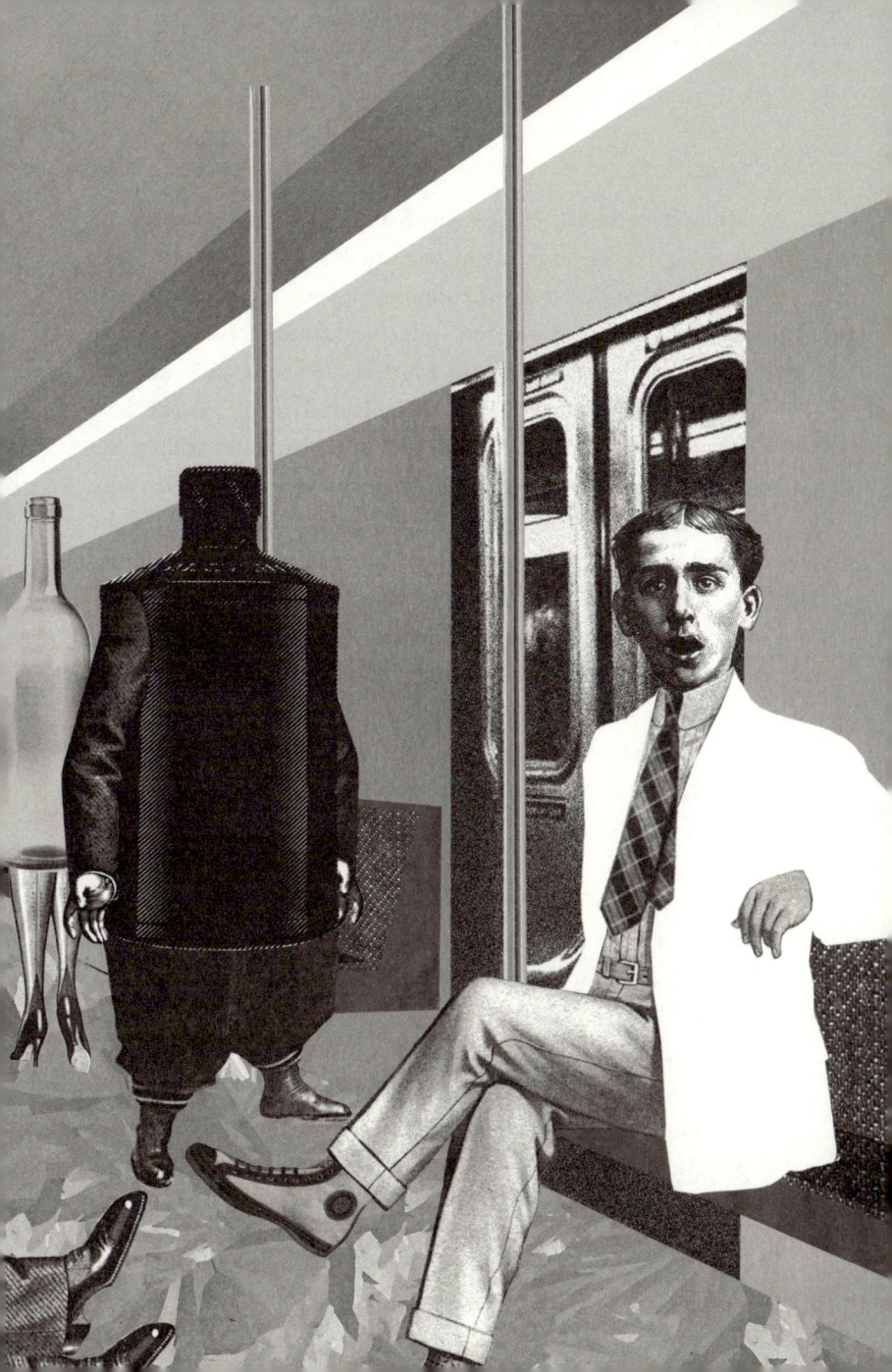

Menschen, die jahrelang keine Runde ausgelassen haben, auf einmal, dass sie nicht mehr so mithalten können wie früher. Zeit für eine Bestandsaufnahme, Zeit, nachzuprüfen, wie viel mehr Arbeit man vor fünf oder vor zwei Jahren geschafft hat und ob der Mangel an Ehrgeiz vielleicht auch mit ein bisschen zu häufigem und zu langem Trinken zu tun hat. Wenn auch Ihr Sexualtrieb zum Teufel ist, dann sollten Sie wahrscheinlich kürzer treten, ganz aufhören, was auch immer Ihrem Charakter und Ihren Lebensumständen gerecht wird. Richten Sie Ihren Körper mit Nahrung und Vitaminen wieder auf und beobachten Sie Ihre Fortschritte.

Die Experten weisen darauf hin, dass Geldprobleme wegen des Trinkens ein sicheres Zeichen des Abstiegs sind, und ich möchte behaupten, dass sie Recht haben; doch angesichts der allgemeinen wirtschaftlichen Lage und der Tatsache, dass der Großteil der Bevölkerung verschuldet oder knapp bei Kasse ist, hat sich die finanzielle Scham weitgehend verflüchtigt. Wenn also jemand in den Pub kommt und uns einen anständigen Drink ausgibt, sagen wir nicht Nein, ob es unserer Leber gefällt oder nicht. Was uns zu einem weiteren sehr britischen Fallstrick bringt – den ausladenden ausgegebenen Runden.

Man steht in einer Gastwirtschaft herum und nippt an einem vernünftig bemessenen Getränk, ob aus moralischem Entschluss oder praktischer Notwendigkeit, da kommen plötzlich Freunde herein, die Geld loswerden wollen. Es

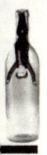

wäre natürlich kleinlich, dankend abzulehnen, also müssen die guten Vorsätze bis morgen warten.

Ich muss leider feststellen, dass wir uns diese Fallen gegenseitig stellen, mit der Sorgfalt und Gnadenlosigkeit professioneller Wilderer. Es zählt keine Entschuldigung. Die Gefahr liegt vor allem im Verzehrtempo und dem Reiz der angenehmen Gesellschaft. Doch wenn Ihr Job in Gefahr ist, müssen Sie gelegentlich auf ein Gelage verzichten, denn eine traurige, aber unleugbare Wahrheit lautet, dass Kneipenfreunde sich von Versagern rasch abwenden.

Die meisten Menschen, die regelmäßig trinken, machen sich heimlich Sorgen, was sie ihrem Körper eigentlich antun. Ich habe die Experten nach den körperlichen Warnhinweisen gefragt. Nicht alle ihre Antworten habe ich besonders gern gehört, aber hier sind sie.

KEIN FRÜHSTÜCK HERUNTERBEKOMMEN. Appetitlosigkeit ist im Allgemeinen ein schlechtes Zeichen, aber wenn Ihr Lebensrhythmus stark von der Norm abweicht, haben Sie vielleicht erst so spät nachts gegessen, dass Sie tatsächlich noch keinen Hunger haben. Das Frühstück kann auch mittags stattfinden; solange Sie vor der Arbeit oder dem nächsten Drink etwas essen, sind Sie einigermaßen auf der sicheren Seite. Ich finde ja immer noch, die müheloseste Wartung der Körperfunktionen ist es, Früchte, Joghurt, Honig und Kleie in den Mixer zu schmeißen und mit diesem Shake die Vitaminration herunterzuspülen. Wenn es bis zur nächsten Mahlzeit noch weit hin ist, geben Sie ein ganzes Ei hinzu. Wenn Sie aber regelmäßig zu lethargisch sind, sich auch nur eine Scheibe Weißbrot zu toasten, könnten die Experten Recht haben.

NÄCHTLICHES SCHWITZEN bedeutet, dass der Alkohol genauso verzweifelt hinaus will, wie Sie ihn vorher hineingeschüttet haben. Wenn Sie es nicht aufs Wetter, auf die schweren Decken oder die Wechseljahre schieben können, müssen Sie wohl akzeptieren, dass es am Fusel liegt, und etwas dagegen tun. Vergessen Sie auch nicht, dass die gestörte Nachtruhe Sie reizbar macht, achten Sie also auf ausreichend Vitamin B.

VERBRENNUNGEN. Stammen sie von Zigaretten und finden sich nicht nur auf den Fingern, sondern auch als Brandflecken auf Möbeln: sehr schlecht – Sie könnten sich schneller selbst umbringen als der Alkohol. Sie könnten sogar andere umbringen und daraufhin unter Zwang vom Nachschub abgeschnitten werden. Eines der beiden Laster müssen Sie sich abgewöhnen. Resultieren die Verbrennungen aus ungeschickten spätnächtlichen Kochversuchen, können Sie sich einen Pluspunkt für guten Willen geben; einen doppelten bekommen Sie jedoch, wenn Sie Ihr Leben neu ordnen und sich mindestens einmal die Woche leicht aufzuwärmende Gerichte kochen. So nehmen Sie immerhin die Existenz von Lebensmitteln wahr.

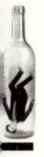

KRIBBELN in Händen und Füßen. Das ist jedermanns Panik-schalter – geht meist mit der Überzeugung einher, dass ein Herzinfarkt unmittelbar bevorsteht. Gehen Sie zum Arzt, der Ihnen raten wird, sich eine Zeitlang vom Schnaps fern-zuhalten; manchmal lässt sich so eine amtliche Anordnung leichter befolgen als der Rat der eigenen Vernunft. Sie haben es übertrieben, Sie brauchen Ruhe und Erholung.

GERÖTETES GESICHT. Die Folge der Erweiterung kleiner Blutgefäße dicht unter der Haut durch Alkohol; das Glei-che geschieht bei einem forschen Fußmarsch auf windigen Klippen. Nein, damit können Sie sich nicht rausreden: Die gesunde Gesichtsrötung ist hell und rosig, die alkoholische eindeutig dunkelrot bis violett. Verzichten Sie zunächst auf Hochprozentiges und Rotwein und senken Sie die Alkohol-menge insgesamt, ehe die Blutgefäße platzen und ihr hüb-sches Antlitz für immer ruinieren.

IMPOTENZ. Schieben Sie es nicht aufs fortschreitende Alter, sondern aufs fortgesetzte Alkoholtrinken. Geraten Sie nicht in Panik und versuchen, das Problem wegzusaufen. Oft lässt es sich schon durch die Einnahme von Ginseng lösen; kom-biniert mit Vitamin E, stellt er die Manneskraft wieder her, selbst wenn es keine Morgenerektion gab. Sie werden sich besser fühlen, mental gekräftigt, folglich wird die Sonne hel-ler strahlen und die Säfte werden wieder fließen. Es dauert

101

nicht lange, aber wenn Sie dann wieder trinken, weil Sie eine Partnerin suchen, um das Wunder mit ihr zu teilen, dann halten Sie sich zurück. Die meisten Frauen haben ihre Männer lieber unter der Bettdecke als unterm Tisch.

GASTRITIS, DIARRHÖ, HEFTIGES SODBRENNEN. Alles Anzeichen dafür, dass Sie Ihre Magen- und Darmwände zerstören. Pur getrunkener, hochprozentiger Alkohol verbrennt Ihren Körper buchstäblich von innen. Sie können den Magen vorerst mit kohlensäurehaltigem Mineralwasser oder einem Bier beruhigen, doch alle Hinweise auf geschädigte Verdauungsorgane müssen ärztlich begutachtet werden. Versuchen Sie gar nicht erst, den Arzt zu belügen, wenn er Sie nach Ihrem Alkoholkonsum fragt: er wird Ihre Antwort ohnehin im Stillen verdoppeln und kann die übrigen Zeichen gut genug lesen. Vergessen Sie nicht, Ihr Innenleben ist empfindlich, Magengeschwüre sind widerlich und Operationen schrecklich. Und was noch schlimmer ist: Nach einem Eingriff müssen Sie eine ganze Weile aussetzen.

ANFÄLLIGKEIT FÜR ERKÄLTUNGEN, GRIPPE, INFEKTIONEN ALLGEMEIN. Ihr Körper bekommt keine echte Erholung. Whisky, Zitronensaft und Aspirin helfen vielleicht gegen die ersten Symptome des Elends, doch nur Ruhe hilft wirklich. Fangen Sie mit reichlichen Tagesrationen Vitamin C an und nehmen Sie sich fest vor, Ihren Körper wiederherzustellen;

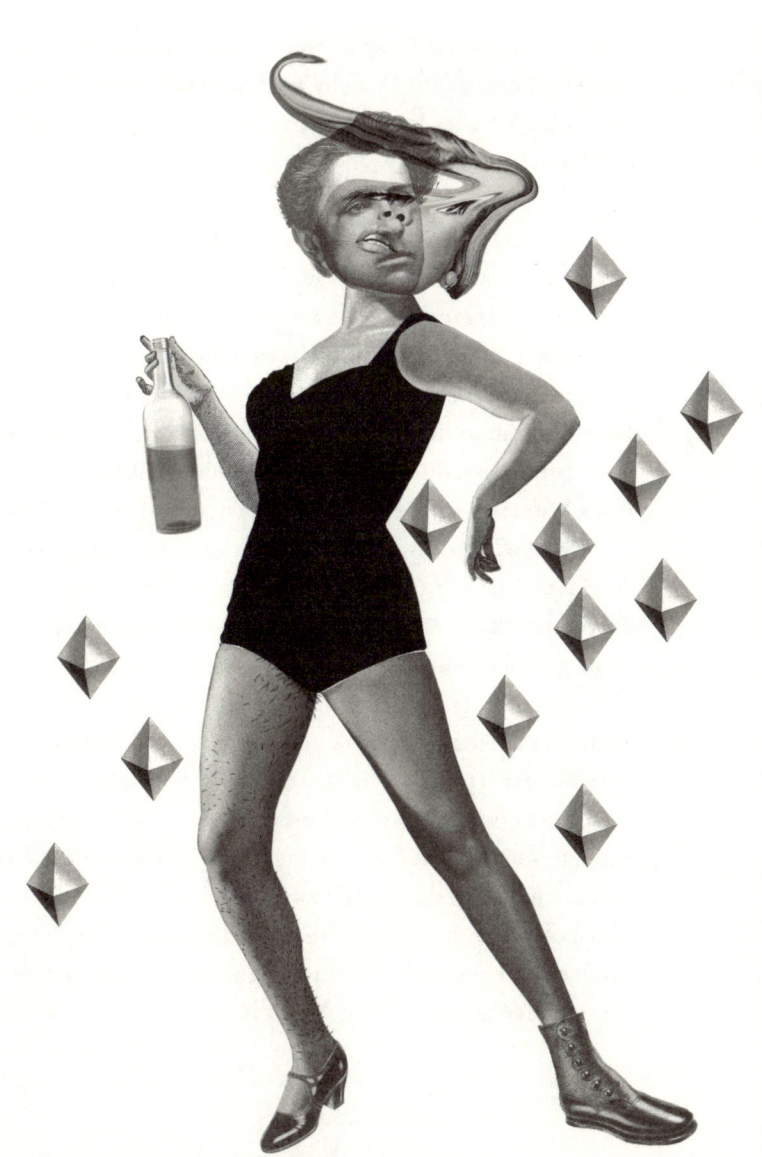

er ist ein dankbarer Geselle und wird es Ihnen lohnen, indem er keine Beulen und Pusteln wachsen und keine Zähne verfaulen lässt – alles kaum elegante Erkennungsmerkmale des erfolgreichen Trinkers.

ALKOHOLBEDINGTE AMNESIE. Wir sind alle schon aufgewacht und haben uns gefragt, wie wir nach Hause gekommen sind; gelegentlich haben wir auch gegrübelt, wem wohl der Kopf auf dem anderen Kissen gehören mag. Manchmal können diskrete Nachfragen das erste Rätsel lösen. Beim Letzteren findet man am besten zunächst heraus, ob Wohnung [und Kissen] Ihnen oder der anderen Person gehören. Alles Weitere ist Ihr Problem; dies ist kein Benimmbuch.

Wir wissen also, dass Gedächtnisverlust gesellschaftliche Gefahren birgt, vor allem, wenn wir im Morgengrauen durch unbekannte Straßen wandern. Auch physisch ist er nicht gerade gesund, vor allem dann nicht, wenn man sich buchstäblich ins Vergessen trinkt; damit riskiert man, zum Säufer zu werden, was ganz und gar nicht dasselbe ist wie ein genießender Trinker. Mit Langweilern zu trinken kann der geradlinigste Weg zum Filmriss sein, also achten Sie beim Zechen nicht nur auf Ihre Vitamine, sondern auch auf Ihre Gesellschaft. Ein dauerhaft hoher, die Erinnerung trübender Alkoholspiegel tötet tatsächlich Gehirnzellen, was letztlich zum schleichenden Verlust der Identität führen kann; wenn Sie vergessen, was für ein Mensch Sie waren, mit welchen

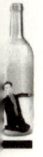

Talenten und leuchtenden Idealen, dann vergessen die anderen diesen Menschen auch. Sie werden, was sie sind, und das könnte ziemlich furchtbar sein – ein Absteiger, ein Gewesener, ein trauriger Wichser. Lassen Sie es nicht so weit kommen. Wenn der gelegentliche Blackout zur Gewohnheit wird, retten Sie sich selbst, ehe es irgendeine Anstalt tun muss.

PERSÖNLICHKEITSVERÄNDERUNG. Das ist ebenso ein psychologisches wie physiologisches Problem. Ist ja bestens, wenn der Alkohol Sie kühn, geistreich und großartig macht; doch wenn Mr. oder Mrs. Hyde zum festen Bestandteil Ihres Charakters werden, geraten Sie auf gefährliches Terrain. Gewalt und Aggression sind keine angenehmen Begleiter [auch wenn es sehr befriedigend sein kann, eine lang gehegte Ansicht über einen Bekannten endlich zu äußern].

Streit anfangen, Fenster einschlagen, überall Beleidigungen wittern oder Gründe für Eifersucht und Groll erfinden, das sind alles Anzeichen, dass der Alkohol über Ihren gesunden Menschenverstand triumphiert. Er schlägt Ihr Nervensystem tot, und Sie können ihm keinen Widerstand entgegensetzen. Hohe Dosen Vitamin B können helfen, Ihre geistige Gesundheit, Ihren Humor und Ihre Selbstachtung wiederherzustellen. Versuchen Sie es, ehe Sie Familie und Freunde verlieren, bevor nicht mal Ihre Feinde sich noch mit Ihnen abgeben wollen.

Besondere Probleme für leidenschaftliche Trinkerin-NEN. Die Experten sagen, dass Frauen aus rein physischen Gründen nicht die gleichen Mengen trinken können wie Männer. Sicher, ich nehme an, eine Frau von fünfundfünfzig Kilo könnte kaum so viel vertragen wie ein Kerl von zwei Zentnern – aber ein Schwächling von fünfundvierzig Kilo ebenso wenig. Manche Frauen vertragen Alkohol meistens genauso gut wie viele Männer, doch sie müssen mit einem ganz eigenen biologischen Faktor fertig werden – dem Menstruationszyklus [und oft genug auch noch mit hormoneller Empfängnisverhütung]. Erst vor Kurzem wurde festgestellt, dass die Pille dem Körper Vitamin B_6 entzieht und dass dieser Mangel das prämenstruelle Syndrom (PMS) verstärkt. Es liegt auf der Hand, dass alle Frauen, die aus beruflichen Gründen [oder wegen des Berufs ihres Ehemanns, oder aus reinem Vergnügen] Alkohol trinken, den ganzen Monat das volle Pensum Vitamin B einnehmen sollten. Statistiken zeigen, dass die Zahl der Frauen mit alkoholbedingten Lebererkrankungen gestiegen ist; Merkmale sind Müdigkeit, Gewichtsverlust und die Unfähigkeit, Anforderungen zu genügen – lauter Symptome, bei denen man rasch Beruhigungsmittel verschrieben bekommt und aufgefordert wird, sich zusammenzureißen. Eine mitgenommene Leber braucht kein Valium, sondern Vitamine.

Es ist wohlbekannt, dass Alkohol den weiblichen Sexualtrieb verstärken kann [nicht umsonst nennt man eine

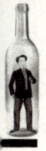

Flasche Gin in Australien »Beinebreit«], doch Frauen sollten gewarnt sein, dass es auch eine Form weiblicher Impotenz gibt, die von übermäßigem Alkoholgenuss herrührt: die
dehydrierte Vagina. Wenn Sie sich also zu oft der Vaseline
bedienen müssen, dann greifen Sie lieber einmal weniger zur
Flasche und erhöhen Sie Ihren Vitamin-E-Spiegel.

All die eben erwähnten Phänomene werden von den Experten *Risikofaktoren* genannt, was bedeutet, wenn Sie die Zeichen regelmäßig ignorieren, könnten Sie zum Dauertrinker
werden und Ihre Gesundheit, Ihre Karriere und Ihre Persönlichkeit ruinieren. Sie sind gewarnt. Wer regelmäßig Alkohol
trinkt, sollte sich vernünftigerweise einmal im Jahr ärztlich
durchchecken lassen; wenn eine Blutuntersuchung einen erhöhten Cholesterinwert oder eine leichte Leberfehlfunktion
zutage fördert, lässt sich das meist schnell korrigieren.

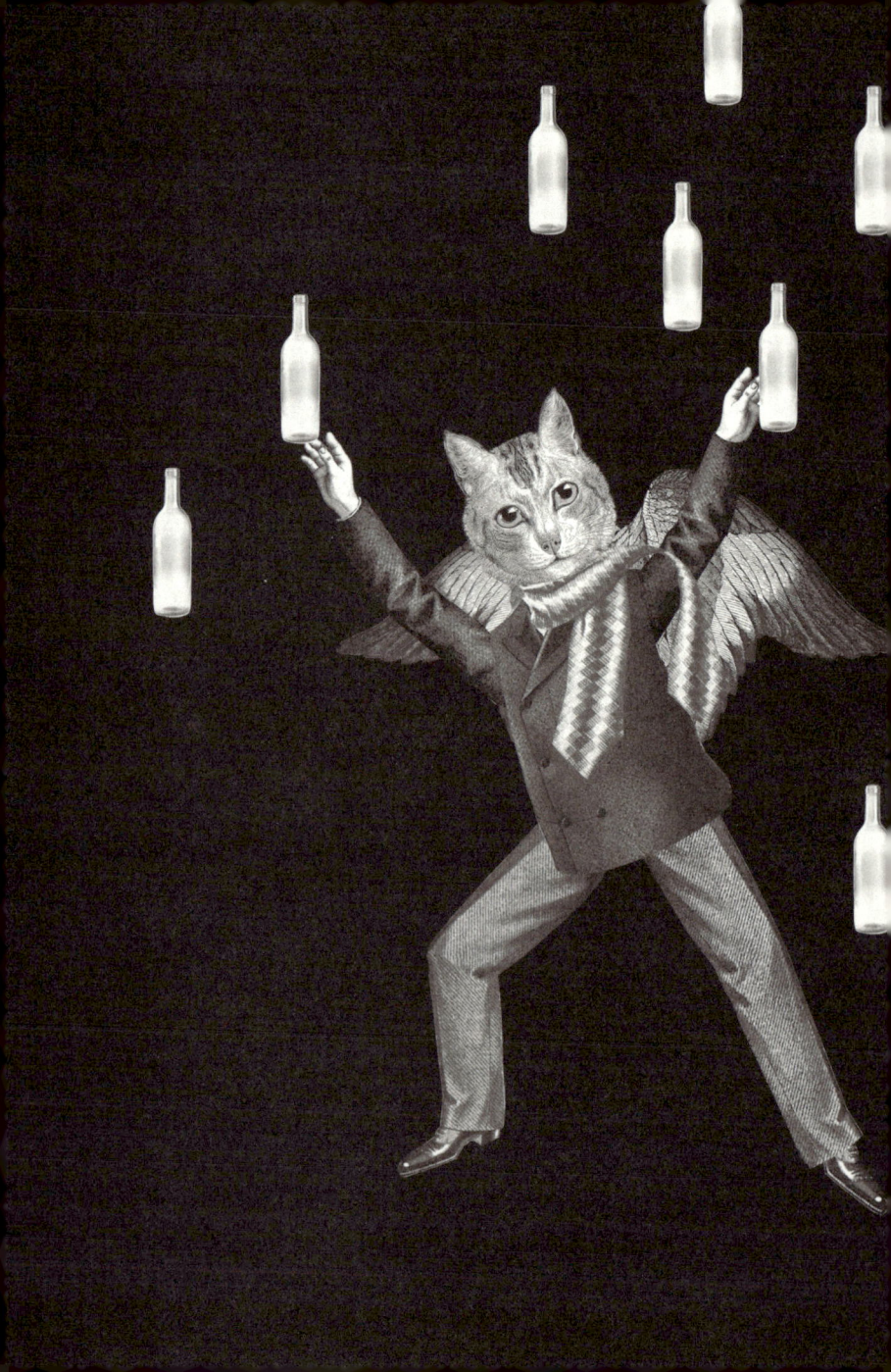

GELOBT SEI ...

Und nun, meine lieben Trinkerfreunde, lobsinget – dem ungenannten Helden der Geschichte, der den Alkohol entdeckt hat – und danket – Mutter Natur, weil sie uns Nahrung spendet, auf dass wir lange genug leben, ihn genießen zu können.

Wie ich schon sagte, sind Vitamine preiswerter, als sie zunächst scheinen, aber wie ich den Charakter leidenschaftlicher Trinker kenne, werdet ihr ohnehin sofort losrennen und sie alle kaufen. Denn ihr wisst ja, echte Trinker machen keine halben Sachen.

Darum noch ein leises Wort in euer Ohr, bevor ihr mit dieser heftigen Gesundheitsattacke loslegt.

Manchmal kann ein plötzlicher Ansturm von Vitaminen den Körper, der ein träger Mechanismus geworden ist, ziemlich verstören und die heikle Chemie Ihres Innenlebens aus dem Gleichgewicht bringen. Das bedeutet, Sie werden die ersten Tage furzen wie ein Ochse. Gar kein Problem. Der Körper – dieses freundliche Wunderwerk – wird sich bald anpassen, vor allem, wenn Ihr neu gewonnenes Wohlbefinden Ihren Appetit weckt.

Dennoch muss ich Sie warnen, dass in dieser Hinsicht Austernextrakt anfänglich besonders hinterhältige Wirkung erzielen kann. Riskieren Sie keinesfalls eine stille und heimliche Entladung in der Öffentlichkeit, wie groß der Druck auch sein mag. Der Duft wird um die Gesellschaft herumlungern wie ein unerwünschter Straßenköter. Auch das wird vergehen [der körperliche Zustand, meine ich]; hilfreich ist es, Austernextrakt nach einem ballaststoffreichen Frühstück einzunehmen.

Ein weiteres Kennzeichen des passionierten Trinkers ist das rasche Schwinden der Begeisterung für neue Vorhaben, es werden also Zeiten kommen, wo die Vitamine ungenutzt im Regal verstauben. Keine Sorge: sie behalten ihre Wirkung mindestens ein, zwei Jahre, solange man sie vor direkter Sonneneinstrahlung schützt.

Manche Leute behaupten, keine Vitamine nehmen zu können, weil sie beim Tablettenschlucken würgen müssen. Es gibt Mittel und Wege, mit diesem Problem fertig zu werden: Sie neigen den Kopf weit nach hinten und öffnen die Kehle weit, so als empfingen Sie den ersten Schluck nach der Fastenzeit. Es hilft auch, Tabletten mit einer aufgelös-

ten Vitamin-C-Brausetablette hinunterzuspülen. Alternativ können Sie dafür auch zu Ihrem Lieblingsdrink greifen – ich wette, davon müssen Sie nicht würgen.

Hören Sie gelegentlich genauer auf Ihren Körper. Wenn er tatsächlich gar keine Lust zum Trinken hat, dann zwingen Sie ihn auch nicht. Wenn es keine Atomkatastrophe gibt, dürfte der Pub auch am nächsten Tag noch da sein. Werden Sie, wie es ein Freund gern nennt, heimlicher Abstinenzler – sicher viel gesünder als heimlicher Trinker.

Wenn Sie Wert auf eine personalisierte Gesundheitsprognose legen, können Sie eine Haaranalyse vornehmen lassen. Dafür muss man keine Haare schmerzhaft mit der Wurzel ausreißen – es reichen zwei oder drei Teelöffel im Nacken abrasierter Haare [erleichtertes Seufzen bei allen Männern mit fortschreitender Glatze], damit es sich um ziemlich frisch nachgewachsenes Haar handelt. Das Haar wird in Universitätslabors auf Mangelerscheinungen und Gesundheitszustand untersucht. Erkundigen Sie sich, bei welcher Universität in Ihrer Nähe eine solche Untersuchung möglich ist. Die Kosten liegen derzeit bei etwa zwei Flaschen gutem Hochprozentigem.

Ich hoffe, ich konnte Sie überzeugen, mit wie viel Genuss man zum gesunden Trinker werden kann, und die Informationen dieses Buches werden nach etwaigen Ausrutschern von Nutzen sein. Möge Bacchus' Segen für immer auf Ihnen ruhen! Cheers.

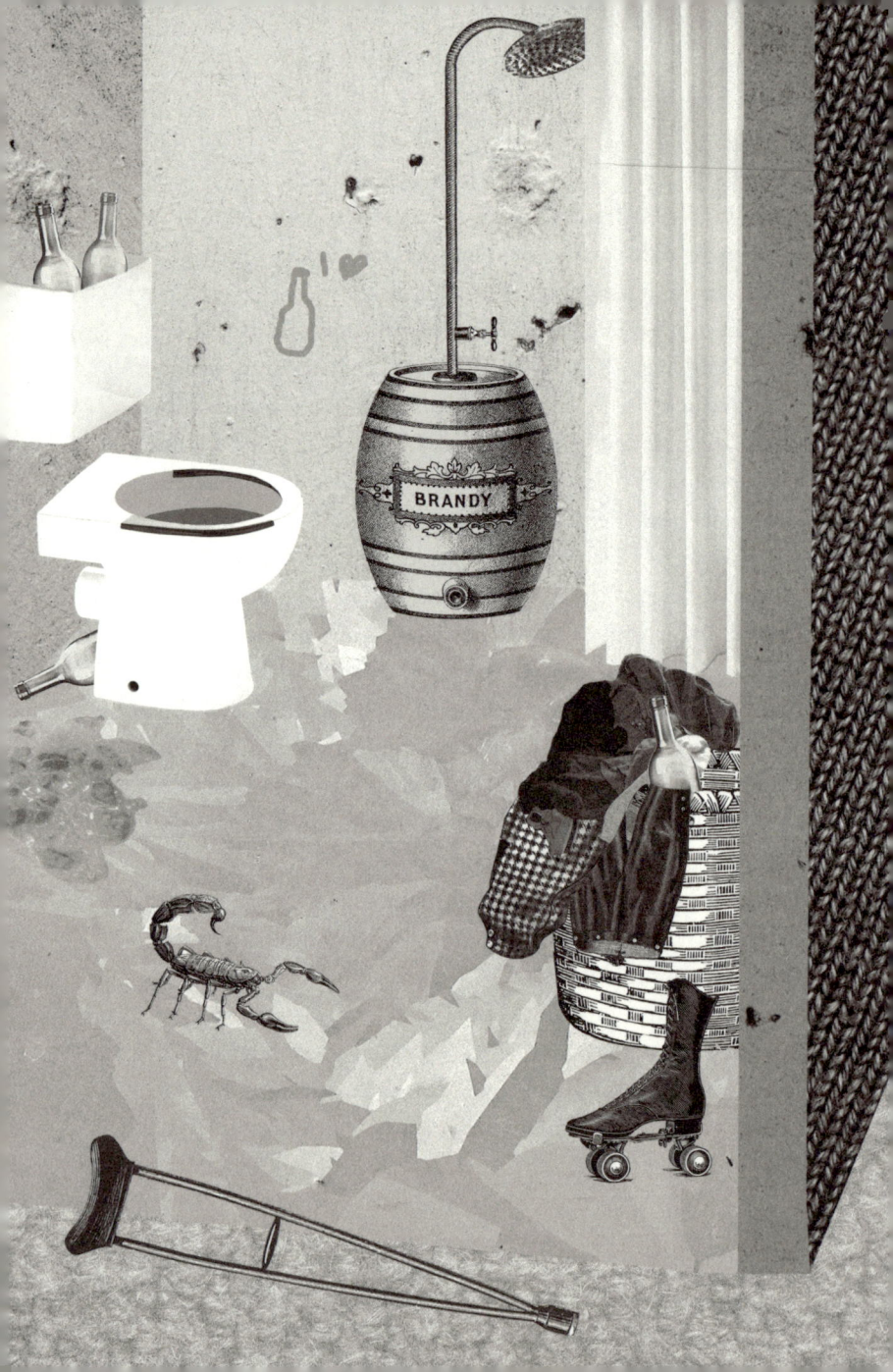

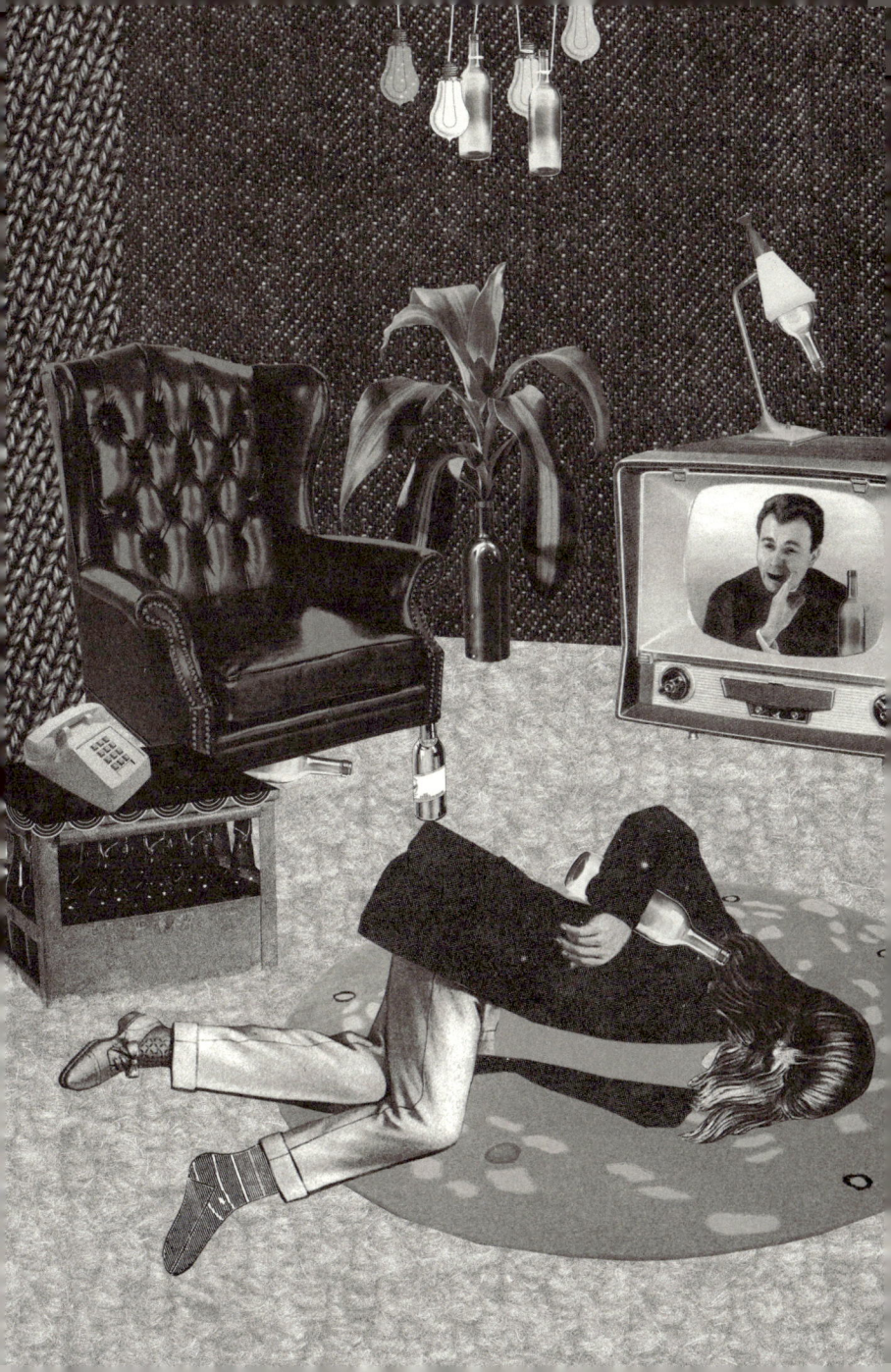

»DREISSIG JAHRE VERBARG ICH MEINEN RUHM IN TAVERNEN«

Ein Essay von Philip Mann

»Niemand ist gesund in London, niemand kann es sein«, sagt der Hypochonder Mr. Woodhouse in Jane Austens »EMMA«. Sprichwörtlich nie gesund war Jeffrey Bernard, in dessen Kolumne im wöchentlichen Magazin »The SPECTATOR« es immer wieder einmal hieß: »Jeffrey Bernard is unwell«. Was anfänglich ein Euphemismus für die Tatsache war, dass Mr. Bernard zu betrunken war, um seine Halbseite rechtzeitig fertigzustellen oder auch nur, was gelegentlich geschah, eine bereits erschienene Kolumne noch einmal einzureichen, wurde mit den Jahren bittere Wahrheit. Die einmal als »Selbstmordnotiz in Raten« bezeichnete »LOW LIFE-Kolumne«, die er seit 1978 geschrieben hatte, endete 1997 mit Bernards Tod, nachdem er freiwillig seiner lebensnotwendigen Dialyse fernblieb. Dass er seine eigene Vorstellung vom Leben besaß, hatte er freilich schon zwanzig Jahre früher bekannt. Gebeten, seine Autobiographie zu schreiben, setzte er prompt eine Anzeige in den »NEW STATESMAN«, um zu erfahren, ob irgend jemand wisse, was er zwischen 1960 und 1970 getrieben habe.

1929 geboren und somit drei Jahre älter als Bernard war Sandy Fawkes wohl, diejenige der vielen *ladies of Soho*, die Bernard in der Konsequenz ihres alkoholischen Lebensstils am nächsten kam. Wie so viele Trinkfreundschaften hatte die Beziehung zwischen den beiden ihre Höhen und Tiefen. Die Tragikomödie, die sich in den Pubs, Bars und Clubs des traditionellen Londoner Bohemien-Stadtteils Soho allnächtlich abspielt, vermittelt das Gefühl des ewig Wiederkehrendem gleich dem Film »GROUNDHOG DAY« [»UND EWIG GRÜSST DAS MURMELTIER«], und ihre Protagonisten sind die *regulars,* die *habitués,* die sich jeden Tag auf mehr oder weniger dem gleichen Barhocker wiederfinden. Und wie es sich für eine alkoholisierte Tragikomödie gehört, wird ohne Handschuhe geboxt und ohne Visier gefochten. Die so oft beschworene angelsächsische Reserviertheit schwindet nach erstaunlich wenigen Gläsern, und dann zieht man sich entweder gutmütig oder auch nicht so gutmütig gegenseitig auf. Oft ist das Aufeinanderprallen unterschiedlichster Charaktere äußerst amüsant und die Beleidigungen, durchaus auch mit gepfefferten Vulgaritäten gewürzt, fliegen wie Bälle in einem

Tennismatch. Manchmal sind die Animositäten aber auch, besonders nach Whiskygenuss, der oft *maudlin* – auf aggressive Weise schwermütig – macht, etwas ernsthafter. Da wird dann schon mal versucht, ein Leben in einem mehr oder weniger eleganten Satz zu vernichten. Das ist dann schon ein bisschen tragisch. Zumal der Geruch von Scheitern und Tod doch immer ein wenig in der Luft liegt. »Selbstmord nahm viele, der Suff und der Teufel kümmerten sich um den Rest«, schrieb Robert Louis Stevenson. In dem wohl bekanntesten Pub Sohos, dem »FRENCH HOUSE« [dessen Biographie Sandy Fawkes schrieb], wird der Ort und Zeitpunkt des Begräbnisses eines Regulars auf einer Tafel über der Bar bekannt gegeben. In manchen Monaten schienen es recht viele.

Die Whiskytrinkerin Sandy Fawkes grollte Bernard erstaunlicherweise nie, wenn sie sich allnächtlich neben ihm an der Bar wiederfand. Erstaunlicherweise, da er sie in seiner Kolumne oft wenig schmeichelhaft erwähnt hatte. In einer Fernsehdokumentation aus den Neunzigerjahren sieht man, wie Bernard vom *landlord* seines Lieblingspubs, des »COACH AND HORSES«, gefragt wird, ob letzte Nacht irgendwas Besonderes passiert wäre. »Nichts Besonderes«, antwortet Bernard, »Sandy Fawkes war besoffen.« Groundhog Day. Dabei hatten die beiden in den Sechzigerjahren auch mal zusammengearbeitet. Sie recherchierte für das nunmehr vergessene Buch »SOHO NIGHT AND DAY«, für das Bernard die Photos lieferte.

In Soho, auch heute noch der Londoner Stadtteil für die, die erst das Vergnügen und dann das Vergessen suchen, verbrachten Bernard und Fawkes den Großteil ihres Lebens. Die durch die Charing Cross Road, die Shaftesbury Avenue, die Regent sowie die Oxford Street eingeschlossene Quadratmeile mit ihren vielen Cafés und Restaurants ist, seit König Charles II. 1675 die Soho Fields zur Bebauung freigab, ein Zufluchtsort für Exzentriker und Außenseiter aus aller Herren Länder. In der zweiten Hälfte des 20. Jahrhunderts zog Soho nicht nur Gangster und Prostitution, sondern auch eine rege Mischung aus Malern, Literaten und Lebenskünstlern an. Sie sammelten sich in Pubs wie dem »YORK MINSTER« und dem »COACH & HORSES« oder Clubs wie den »CAVES DE FRANCE« und dem »COLONY ROOM«. Einige Personen, wie die Maler Francis Bacon und Lucian Freud, schafften es, exzessives Trinken mit disziplinierter Arbeit zu kombinieren.

Bacon und Freud waren Stammgäste im »COLONY ROOM«, dem legendären *Afternoon Drinking Club*, der 1947 von der Birminghamer Jüdin Muriel Belcher gegründet wurde. Den jungen Francis Bacon lernte Muriel gleich am Eröffnungstag des »COLONY ROOM« kennen und stellte ihn prompt als eine Art Hostess an: Für zehn Pfund pro Woche und Alkoholkonsum auf Kosten des Hauses brachte er reiche Trinker in den Club. Bacon und Muriel wurden enge Freunde, und später stand sie auch des Öfteren für ihn Modell. Da in

England bis 1988 zwischen drei und sieben Uhr öffentlich kein Alkohol ausgeschenkt werden durfte, war ein solcher Club für die Bohemiens, die sich ihre Trink- und Arbeitszeiten nicht von Ihrer Majestät reglementieren lassen wollten, bitter nötig. So waren die alten Soho-Tage manchmal recht lang. Die vom Schriftsteller Anthony Powell beschworenen »AFTERNOON MEN« [und women] hatten oft schon tief vom Blau des Nachmittags getrunken, wenn die Pubs um 19 Uhr wieder aufmachten, und so konnte es einem leicht wie 22 Uhr 30 vorkommen. Bacon verschwand dann meist, um die Nacht in seinem Studio in South Kensington durchzumalen.

Für andere war der Sog, den die »FLESHPOTS OF SOHO« ausübten, mehr oder weniger der einzige Lebensinhalt und letztendlich fatal. So hätte Bernard gut mit dem chinesischen Weisen Li Po sagen können: »Dreißig Jahre lang verbarg ich meinen Ruhm in Tavernen.« In der Tat war ihm noch ein später Ruhm vergönnt: 1989 wurde das nach seiner Kolumne benannte Theaterstück »JEFFREY BERNARD IS UNWELL« von Keith Waterhouse über sein Leben uraufgeführt. Die Hauptrolle spielte Peter O'Toole.

Auch das Leben der Sandy Fawkes war, nach einem wenig verheißungsvollen Anfang, nicht ohne seine Höhepunkte und ruhmvollen Momente. Als Baby wurde sie, von ihrer Mutter ausgesetzt, im Londoner Grand Union Canal gefunden. Die verschieden Pflegeeltern, die sich danach um sie kümmerten, missbrauchten sie teils. Da sie trotzdem zu einem intelligenten und künstlerisch begabten Teenager heranwuchs, bekam sie einen Studienplatz an der Camberwell School of Art. Ihr Lehrer dort war John Minton, ein inspirierender Maler, der seine Studenten gern allesamt in den Bus packte und sie mit nach Soho nahm. Dort, im »FRENCH HOUSE« [damals hieß es noch »YORK MINSTER«] nahm Sandy ihren ersten Drink, einen Gin mit Orangensirup. »Vielleicht hätte ich dem Alkohol an dem Tage abschwören sollen«, sagte sie später, »aber ich hätte so viele vergnügte Tage versäumt, so viele Freundschaften. Auch Desaster.«

Ebenfalls durch Minton, einen Jazz-Fan, lernte sie in den späten Vierzigerjahren Wally Fawkes, einen Klarinettisten und Cartoonisten, kennen. 1949 heirateten sie. Sie hatten vier Kinder – einen Jungen und drei Mädchen –, von denen eines tragischerweise schon als Kind starb. Die Ehe wurde in den frühen Sechzigerjahren geschieden, worauf Sandy das Zeichnen wieder aufnahm. Sie fertigte Modezeichnungen für »VANITY FAIR« und andere und lief in den Siebzigerjahren zur schreibenden Zunft über. Für den »DAILY EXPRESS« berichtete sie unter anderem über den Jom-Kippur-Krieg, worauf sie sehr stolz war. Darauf folgte eine weniger erfreuliche Episode. Nach einer gescheiterten Probezeit beim amerikanischen Skandalblatt »NATIONAL ENQUIRER« lernte sie in einer Bar in Atlanta einen gut aussehenden Burschen kennen, mit dem sie eine Beziehung begann und eine Woche *on the road* Richtung Florida ging. Er wurde wenige Tage nach ihrer Trennung verhaftet und stellte sich als der Massenmörder Paul Knowles heraus, der allein am Tag der Begegnung mit Fawkes schon zwei Morde begangen hatte. Warum er sie verschont hatte, sollte Sandy nie ganz verstehen.

Nach England zurückgekehrt, nahm sie, wohl auch von diesem Erlebnis sehr verstört, nunmehr ihren permanenten Platz an der Bar ein. Ein Leben mit viel *fun* und lange andauernden Wahlverwandschaften, das oft auch die Hierarchien des *realen* Lebens spiegelte: Die Habitués sitzen im »FRENCH HOUSE« noch heute rechts von der Bar, eine Position, die man sich ertrinken muss. Auch verdiente sie sich Respekt: Wenn Sandy vormittags ihren Platz einnahm, brachten ihr die Angestellten des »FRENCH HOUSE« ihre Morgenzeitung und die nötigen Medikamente. Sie schrieb noch ein paar journalistische Bücher, unter anderem eines über ihre Woche mit Knowles, aber vor allem spielte sich ihr Leben auf der Bühne von zwei Pubs und ein paar *drinking clubs* in Soho ab. Auch ihre Garderobe blieb irgendwann in den Siebzigern stehen, was aber nicht heißen soll, dass sie nicht elegant war. Im Gegenteil: Die Fingernägel, zwischen denen sie die ewige Gitanes hielt, waren immer säuberlich lackiert, und der Pelzhut, den sie fast ganzjährig trug, schmückt seit ihrem Tode 2005 die Bar des »FRENCH HOUSE«.

Der Zauber Sohos ist auch heute nicht ganz gewichen. Eine Anziehung, die der Schriftsteller Colin MacInnes einmal als die »sinnlose Faszination mit verbotenen Früchten, der Rausch eines erfundenen, Baudelaire'schen romantischen Bösen« beschrieb. Die Phantasie spielt in der Tat eine große Rolle im englischen Verhältnis zum Alkohol. Mehr noch als das Trinken selbst liebt der Engländer es, danach darüber zu reden. Wie viel man getrunken hat, wie furchtbar der Kater war, wie abscheulich man sich wieder benommen hat. Das Gefühl, etwas Verbotenes zu tun, was durch die Sperrstunde noch verstärkt wurde, führt dazu, dass gewissermaßen gegen die Uhr getrunken wurde, bevor man erwischt wird. Man blieb in der Regel im Pub, bis er schließt. Der Franzose mag zwei Stunden an einem Glas Wein nippen und dann nach Hause gehen, der Engländer aber trinkt, um betrunken zu werden.

Der Neigung zur Übertreibung bei der Beschreibung überlebter Alkoholexzesse wegen ist es nicht überraschend, dass die Franzosen die Engländer oft generell für Saufköpfe halten. So beschrieb schon Barbey d'Aurevilly in seinem Buch »Du Dandyisme et du Georges Brummell« seinen Titelhelden fälschlicherweise als einen Säufer und vermischte so zwei große britische Traditionen: die Zecherei und den Dandyismus. Vielleicht aber gibt es ja tatsächlich Parallelen: Wie der Dandy sucht der Säufer die Erfüllung jenseits der Arbeit. Die verzweifelte Sinnsuche führt den perfektionistischen Dandy zum Reduktionismus: *presses de trouver de lieu et la formule – der einzig korrekte Anzug, das vollkommene Bonmot.* Nicht ganz und gar unähnlich formulierte Jeffrey Bernard das Ausmaß seines Ehrgeizes einmal so: »Ein Nadelstreifenanzug, ein Mädchen am Arm und genug Geld in der Tasche, um den Tag im ›COACH AND HORSES‹ zu verbringen.«

Das »COACH AND HORSES« ist unter neuer Bewirtschaftung und der »COLONY ROOM« verschied mit dem frühen Tod seines letzten Betreibers. Mehr oder weniger vergnüglicher Alkoholismus als *life-style choice* aber überlebt in London, auch wenn die alte Garde ihren letzten Drink schon lange genommen hat. »Schön wie das Zittern der Hände im Alkoholismus« sagt Lautréamont. Wer das weniger schön findet, dem seien diese Gesundheitstipps von Sandy Fawkes, einer, die sie zu schätzen wusste, ans Herz gelegt.

REZEPTE FÜR EINE WOCHE IM LEBEN DES LEIDENSCHAFTLICHEN TRINKERS

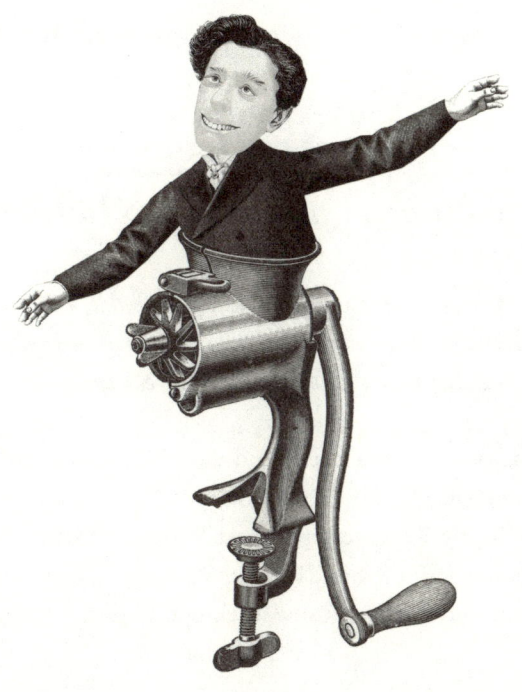

Die folgenden Gerichte dienen keiner Kur, im Gegenteil, sie mögen unterstützend eine Woche Exzess begleiten.

FIRST DRINK

Pickle Back

ZUTATEN: *2 cl saurer Gurkensaft im Schnapsglas,*
2 cl Whisky im Schnapsglas

Zuerst den Whisky, dann den Gurkensaft trinken.

VOR DEM AUSGEHEN

Hühnersuppe mit Klößchen
(Rezept für 2 Personen oder mehrere Tage)

ZUTATEN FÜR DIE SUPPE: *1,6 kg Suppenhuhn, 4 Karotten, 1 Sellerieknolle, Thymianzweige, Salz, 2 Lorbeerblätter, getrocknet, 5 – 7 schwarze Pfefferkörner, 1 Porreéstange, 100 g Erbsen*

ZUBEREITUNG: Karotten und den Sellerie schälen und grob schneiden. Das Huhn, die Gewürze und das Gemüse in einen Topf geben und mit kaltem Wasser auffüllen. Für ca. 1 ½ Stunden auf kleiner Flamme köcheln lassen. Danach das Huhn und das Gemüse entnehmen und die Brühe auf ca. 2 Liter reduzieren.

ZUTATEN FÜR DIE KLÖSSCHEN: *120 g Mehl, 100 g Butter, 80 ml Wasser, 2 TL Backpulver, 2 Zweige Rosmarin, Salz*

ZUBEREITUNG: Die Butter mit dem Mehl, dem Backpulver, Salz und dem klein geschnittenen Rosmarin zu einem sandigen Teig vermengen. Bei Bedarf etwas Wasser zugeben. Die Brühe mit den Erbsen, Porree und dem klein geschnittenen Hühnchenfleisch erhitzen. Aus dem Teig mit zwei Teelöffeln Nocken formen und bei geringer Hitze ca. 10 Minuten ziehen lassen.

NACHTS

Dutch Baby
(Rezept für 2 Personen)

ZUTATEN: *2 Eier, 240 ml Milch, 240 mg Mehl, 30 mg Butter, eine Prise Salz, Zucker (nach Geschmack)*

ZUBEREITUNG: Alles zu einem Teig vermengen. In eine nicht zu große Auflaufform Butter geben und im Ofen flüssig werden lassen. Den Teig dazugeben und 20 Minuten backen. Vorsicht, der Ofen darf während des Backvorgangs nicht geöffnet werden. Das »DUTCH BABY« geht auf und wird goldbraun. Nach Geschmack mit Apfelmus und Zimt, Puderzucker oder Ahorn-Sirup servieren. Als Variante ist auch eine herzhafte Version äußerst delikat: Dafür werden Nürnberger Bratwürstchen kurz in der Pfanne gegrillt, danach in der Auflaufform mit dem Teig und Rosmarin im Ofen gebacken. Ein Gedicht, spät nachts.

FIRST DRINK

Madrass

ZUTATEN: *Orangensaft, Cranberrysaft, Wodka*

ZUBEREITUNG: Orangensaft und Wodka mixen (die Menge richtet sich nach der Gemütslage). Den Cranberrysaft vorsichtig ins Glas fließen lassen. Dadurch entsteht ein wunderbares Farbspiel.

VOR DEM AUSGEHEN

Steak & Frites

ZUTATEN: *250 g Rinder-Hüftsteak, 2–3 Knoblauchzehen, Salz, Pfeffer*

ZUBEREITUNG: Butterschmalz oder ein neutrales Öl zum Anbraten. Den Knoblauch zerdrückt mit dem Salz und dem Pfeffer zu einer Paste mischen und in das Steak massieren. Eine Grillpfanne hoch erhitzen und Butterschmalz oder Öl dazugeben. Das Fleisch kräftig auf beiden Seiten anbraten, danach die Hitze reduzieren und *medium rare* garen. Das Fleisch aus der Pfanne nehmen und einen Moment ruhen lassen. Wird das Fleisch *medium rare* gegart, bleiben die meisten Mineralstoffe erhalten und, lasst uns ehrlich sein, es schmeckt auch am besten. Pommes frites nach eigenen Möglichkeiten zubereiten. Bei Tiefkühlware empfiehlt sich die Fritteuse, aber das Garen im Backofen funktioniert selbstverständlich auch. Steht nichts von dem zur Verfügung, empfiehlt sich die nächste Pommes-Bude als letzte Instanz.

NACHTS
___

Haferflocken

ZUTATEN: *30 g Haferflocken, 300 ml Milch, Butter,*
brauner Zucker, Salz

ZUBEREITUNG: Die Hälfte der Milch vorsichtig aufkochen und Haferflocken mit einer Prise Salz dazugeben. Nach 2 Minuten von der Hitze nehmen und einen Moment ziehen lassen. Mit der restlichen kalten Milch übergießen. In der Mitte eine kleine Mulde formen, darin die Butter geben und mit dem braunen Zucker nach Gusto bestreuen. Sofort servieren.

Unterbewertet, aber immer wieder eine Freude!

FIRST DRINK

Guinness

Sofort fertig!

VOR DEM AUSGEHEN

Thunfisch-Reis-Salat
(Rezept für 2 Personen inklusive Nachschlag)

ZUTATEN: *120 g Arborio-Reis, 1 Dose Thunfisch in Öl, 1 Rispen-Cherry-Tomate, 1 Salatgurke, 1 Zitrone, natives Olivenöl, Salz, Pfeffer*

ZUBEREITUNG: Den Reis nach Packungsanweisung kochen und abtropfen lassen. Aus der Zitrone, dem Öl, Salz und Pfeffer eine Marinade herstellen (1 Teil Zitronensaft zu 1½ Teilen Öl). Die Salatgurke schälen, entkernen und in Würfel schneiden. Den Thunfisch abgießen und mit einer Gabel zerteilen. Die Tomaten halbieren und in einer Schüssel mit einem Löffel leicht zerquetschen und mit den anderen Zutaten vermengen. Zum Ende den Reis zugeben und mit der Marinade nach Geschmack würzen. Der Salat kann sofort serviert werden, schmeckt aber noch besser, wenn er über Nacht im Kühlschrank durchzieht. Der Arborio-Reis kann auch wunderbar durch Dinkel oder andere Getreidearten ersetzt werden.

Wachs-Ei

ZUTATEN: *2 Eier, 5 Cherry-Tomaten, Basilikum,*
Oregano, Salz, Pfeffer

ZUBEREITUNG: Den Ofen auf 200 Grad vorheizen. Die Tomaten in Stücke schneiden, mit Salz, Pfeffer, Oregano und
Basilikum würzen und in Gläser (wahlweise kleine Muf-
fin-Backformen) füllen. Das Ei darüberschlagen. Die Gläser
in einem Wasserbad 8–10 Minuten im Ofen garen. In der
Zwischenzeit: Ausziehen und das Gesicht waschen. Wenn
das Eiweiß fest und das Eigelb wachsweich ist, servieren.

FIRST DRINK

Black Cow

ZUTATEN UND ZUBEREITUNG: *4 cl Wodka,*
Mit Coca-Cola auffüllen und eine Kugel Vanille-Eiscreme
dazugeben.

Köstlich an einem warmen Sommermorgen. Die »SCHWARZE KUH« ist Durstlöscher, Koffein-Träger *und* Nahrung in einem. Am besten genießen Sie ihn mit Steely Dan's Album »AJA« im Hintergrund

VOR DEM AUSGEHEN

Lachs-Toast
(Rezept für 2 Personen)

ZUTATEN: *300 g Räucherlachs, 200 ml Sahne, 1 rote Zwiebel,*
1–2 TL Meerrettich aus dem Glas, Kapern aus dem Glas, Salz,
Pfeffer, Toast oder Weibrot

ZUBEREITUNG: Die Sahne schlagen und mit Salz und Pfeffer würzen. Den Meerrettich vorsichtig unterheben. Die Zwiebel in feine Ringe schneiden. Das Brot kurz anrösten und mit der Meerrettich-Sahne bestreichen. Mit reichlich Lachs belegen und den Zwiebelringen und Kapern dekorieren.

Blätterteig-Taschen

ZUTATEN: *1 Paket tiefgekühlter Blätterteig (immer für Notfälle eins im Eisfach aufbewahren!), 1 Ei, Butter, Belag: alles, was der Kühlschrank hergibt.*

ZUBEREITUNG: Den Teig antauen und ausrollen. Ofen auf 180 Grad vorheizen. Den Blätterteig zu Quadraten schneiden und füllen. Als Füllung bietet sich alles an, was noch im Kühlschrank gefunden wird. Süß werden die Taschen mit Obst, Marmelade, Schmand. Herzhaft mit Schinken, Käse. Zu einer dreieckigen Tasche falten. Mit gequirltem Ei und flüssiger Butter bestreichen und ca. 10 Minuten backen.

FIRST DRINK

Persephone's Bubbles

ZUTATEN: *4 cl Gin, 2 cl Limettensaft, 2 cl Granatapfelsaft (Grenadine), 2 cl Läutersirup, 10 Granatapfelsamen, 2 Zweige Minze, Mineralwasser*

ZUBEREITUNG: Den Gin mit dem Limettensaft, Läutersirup und Granatapfelsaft auf Eis kräftig vermischen und mit dem Mineralwasser aufgießen. Den Drink mit Minze und Granatapfel-Samen dekorieren.

Frisch, voller Antioxidantien und Gin-haltig. Einen schöneren Morgen gibt es nicht. Aus der Hölle zurück zur Erde.

VOR DEM AUSGEHEN

Spargel & Sauce Béarnaise

ZUTATEN: *pro Person ein Pfund frischer Spargel (grün oder weiß), ½ Zitrone, Salz; Sauce Béarnaise: 4 Eigelb, 1 EL Zitronensaft, 55 g Butter, Salz, weißer Pfeffer, Cayenne-Pfeffer, frischer Kerbel*

ZUBEREITUNG: Den Spargel in reichlich Wasser mit einer halben Zitrone und Salz bissfest kochen. In einer Edelstahlschüssel Eigelb und Zitrone schaumig schlagen. Wenn das

Volumen sich verdoppelt hat, die Schüssel in einen Topf mit siedendem Wasser stellen und kräftig weiterschlagen. Die Ei-Masse darf nicht zu heiß werden, sonst gibt es Rührei! Vorsichtig die geschmolzene Butter dazufließen lassen. Mit den Gewürzen abschmecken und den fein gehackten Kerbel unterrühren. Sofort mit dem Spargel servieren. Als Beilage empfehlen sich gekochter Schinken und Salzkartoffeln.

NACHTS

Kürbiskern-Öl-Rührei

ZUTATEN: *4–6 Eier, 1/16 Liter Steirisches Kürbiskern-Öl, Salz, Pfeffer*

ZUBEREITUNG: Eier schaumig schlagen. Kürbiskern-Öl in einer Pfanne leicht erhitzen. Die Rührei-Masse dazugeben und unter ständigem Rühren bei geringer Hitze garen. Danach mit Salz und Pfeffer würzen.

FIRST DRINK

Royal Blood

ZUTATEN: *0.1 l Champagner, 0,1 l Blutorangensaft*

ZUBEREITUNG: Champagner mit dem Saft aufgießen.

Tiefrot und teuer. Wie manch morgendliche Begegnung.

VOR DEM AUSGEHEN

Spiegelei mit Salzkartoffeln und Spinat

ZUTATEN: *pro Person 2 Eier, 250 g junger Blattspinat, 250 g festkochende Kartoffeln, 1 kleine Zwiebel, 1 Knoblauchzehe, Sriracha-Chilisauce, Salz, Pfeffer*

ZUBEREITUNG: Kartoffeln gründlich abbürsten, schälen und vierteln. In kaltes gesalzenes Wasser geben und aufkochen lassen. Danach Hitze reduzieren und 20 Minuten bei geringer Hitze ziehen lassen, bis die Kartoffeln bissfest sind. In der Zwischenzeit den Spinat gründlich waschen, putzen und abtropfen lassen. Butter in einem Topf oder einer Pfanne zerlassen, die gewürfelte Zwiebel und Knoblauch hinzugeben und glasig dünsten. Den abgetropften Spinat dazugeben.

Wenn der Spinat zusammenfällt, mit einem Deckel abdecken und ziehen lassen. Die gegarten Kartoffeln abschütten und mit einem Stich Butter verfeinern. Die Spiegeleier in einer Pfanne anbraten, mit Salz und Pfeffer würzen. Mit den Salzkartoffeln und dem Spinat anrichten und servieren. Nach Geschmack mit Sriracha-Chilisauce verschärfen!

NACHTS

Pasta & schwarzer Trüffel

ZUTATEN: *250 g Pasta (Spaghetti, Linguini oder Pappardelle nach Wahl), 50 g Parmesan am Stück, 50 g Butter, schwarzer Trüffel, Salz, Pfeffer*

ZUBEREITUNG: Die Pasta al dente kochen, abschütten und eine kleine Menge des Salzwassers aufbewahren. Butter in der Pfanne erhitzen und die Pasta dazugeben. Salzen und Pfeffern und je nach Bedarf etwas vom Salzwasser dazugießen. Auf einen großen Teller geben und den Parmesan und Trüffel großzügig darüberhobeln.

FIRST DRINK

Gesüßer Zitronen-Eistee

ZUTATEN: *1 l Wasser, 3 Beutel Orange-Pekoe-Tee, 120 g Zucker, 100 ml Zitronensaft, 125 ml Rum, frische Minze*

ZUBEREITUNG: ½ Liter Wasser zum Kochen bringen und die Teebeutel hinzugeben. 5 Minuten ziehen lassen. Den Zucker zugeben und rühren, bis er sich auflöst. Das restliche Wasser, Zitronensaft und Rum aufgießen und die Minze zugeben. Kalt stellen.

Das Beste, um an warmen Sommertagen die Sonne gleich beim Aufwachen ins Herz zu lassen.

VOR DEM AUSGEHEN

Dreckiger Franzosensalat

ZUTATEN: *2 Hühnerbrüste, 1 Avocado, 1 Apfel, 2 Rote Bete, 150 g Blauschimmelkäse, 125 g Brot; für die Marinade: 3 EL Aceto Balsamico, 7 EL Olivenöl, 1 EL Senf, etwas Honig*

ZUBEREITUNG: Die Hühnerbrust anbraten und in Streifen schneiden. Das Brot in Würfel schneiden und im Ofen zu Croûtons toasten. Die Rote Bete in Salzwasser bissfest kochen und schälen. Avocado, Apfel und Rote Bete in grobe Würfel schneiden. Mit den Streifen der Hühnerbrust vermengen. Die Marinade vermengen und damit übergießen. Mit den Croûtons dekorieren.

NACHTS

Cheeseburger

ZUTATEN: *für die Hackfleisch Masse: 500 g Bio Rinder-Hackfleisch, 50 g Semmelbrösel, ½ Zwiebel, 1 Ei, 1 EL Senf, Worcestersauce, Basilikum, Oregano, Salz, Pfeffer, Öl zum Anbraten; Cheddar-Käse, Burger-Brötchen*

ZUBEREITUNG: Das Hack mit allen Zutaten gründlich vermengen und zu flachen runden Patties formen. In Öl scharf anbraten. Den Käse auf die gegrillten Patties geben. auf einem Burger-Brötchen mit servieren. Nach Belieben mit Ketchup, Mayonnaise und Senf dekorieren.

Der Klassiker und ab und zu die große Rettung!

EDITORISCHE NOTIZ

Nach Auskunft unserer Ernährungswissenschaftlerin entspricht der Text von Sandy Fawkes nicht in allen Details dem aktuellen Forschungsstand. Wir haben uns jedoch entschlossen, den Text in seiner ursprünglichen Form zu belassen und Änderungen wie auch Ergänzungen an dieser Stelle einzufügen.

S. 20 – 21 _ _ _ _ _ Der Tagesbedarf an VITAMIN C wird mittlerweile mit 100 mg veranschlagt. Raucher und leidenschaftliche Trinker sollten 150 mg zu sich nehmen. Dieser Tagesbedarf ist durchaus auch auf natürlichem Wege zu erreichen wenn man bedenkt, dass eine halbe grüne Paprika und eine Kiwi zusammen 230 mg Vitamin C beinhalten.

S. 23 – 24 _ _ _ _ _ Auch WEIZENKEIME beinhalten viel Vitamin B.

S. 27 – 28 _ _ _ _ _ NÜSSE sind eine weitere Quelle von Vitamin E.

Außerdem: Sandy Fawkes beschreibt, dass es verhältnismäßig günstig ist, mit einigen Hilfsmitteln die Folgen des Konsums alkoholischer Getränke abzumildern und Geist und Körper in Form zu halten. Die Preisvergleiche, die sie in diesem Buch anstellt, stammen aus den achtziger Jahren des 20. Jahrhunderts. Inzwischen sind Vitamine, Nährstoffe und Nahrungsergänzungsmittel im Vergleich noch günstiger.

AUTORIN UND AUTOREN

Sandy Fawkes (1929–2005), arbeitete als Modezeichnerin, Moderedakteurin und Kriegsreporterin. Über 30 Jahre lang war sie ein Fixstern in den Pubs und Bars von Soho/London, Stilikone, Kettenraucherin – und vertrug enorme Mengen Whisky.

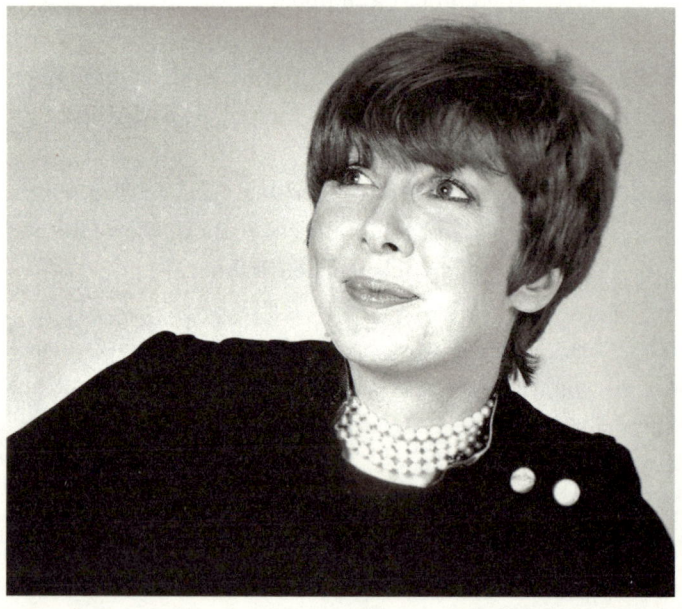

PHILIP MANN wurde 1966 in Hannover geboren. 1988 zog er nach England, um dort Kunstgeschichte zu studieren. Seit Abschluss des Studiums lebt er als freier Autor in London. Das Langzeitbuchprojekt »THE DANDY AT DUSK – TASTE AND MELANCHOLY IN THE 20TH CENTURY« erscheint 2014.

INGO HERZKE wurde durch die Übersetzung von A. L. Kennedys Roman »GLEISSENDES GLÜCK« bekannt. Er übertrug auch »RAUSCH« von John Griesemer und »DIE SOUVERÄNE LESERIN« von Alan Bennett ins Deutsche sowie u. a. Bücher von Jonathan Safran Foer, Nick Hornby, Gary Shteyngart. Drei Mal wurde er mit dem Hamburger Förderpreis für Übersetzer ausgezeichnet.

ANJA BROGAN, geboren im mittleren Westen und ausgebildet an der Ostküste Amerikas, lebt und arbeitet die Deutsch-Amerikanerin seit zehn Jahren in Berlin als Installationskünstlerin bei Tag, und als leidenschaftliche Gastgeberin für ihre bunte Schar von Freunden bei Nacht.

KLAUS ZWANGSLEITNER ist unter anderem Herausgeber der Bücher »BEST REJECTED ADVERTISING«, »OFFICIAL PORTRAITS« und »GELD MUSS MAN IN DER TASCHE HABEN, SONST GEHT DAS SCHWEIN NICHT AUS DEM WEGE«.